W. Matek (Hrsg.)

Früherkennung und Nachsorge des Dickdarmkrebses

Unter Mitarbeit von

N. Blin, H. Boeing, K. Ewe, G. Feifel, G. Flatten, P. Frühmorgen,
R. Gnauck, P. Hermanek, R. Klapdor, W. Matek, E. Meese,
A. Metzdorf, B. Neef, P. Otto, G. Pott, B.-P. Robra, H. Seeliger,
G. Seitz, M. Strauch, C. Welter, R. Winkler

Mit 30 Abbildungen und 48 Tabellen

Springer-Verlag Berlin Heidelberg New York
London Paris Tokyo

Priv. Doz. Dr. med. W. Matek

Medizinische Klinik I mit Poliklinik
der Universität Erlangen-Nürnberg
Krankenhausstraße 12
8520 Erlangen

ISBN-13:978-3-540-50596-9   e-ISBN-13:978-3-642-74322-1
DOI: 10.1007/978-3-642-74322-1

CIP-Titelaufnahme der Deutschen Bibliothek
Früherkennung und Nachsorge des Dickdarmkrebses / W. Matek (Hrsg.). Unter Mitarb. von
N. Blin ... – Berlin ; Heidelberg ; New York ; London ; Paris ; Tokyo : Springer, 1989
ISBN-13:978-3-540-50596-9 (Berlin ...) brosch.

NE: Matek, Werner [Hrsg.]; Blin, Nikolaus [Mitverf.]

2121/3020-543210 – Gedruckt auf säurefreiem Papier

Vorwort

Mit den diagnostischen und therapeutischen Fortschritten der letzten zwei Jahrzehnte haben die Vorsorge, Früherkennung und Behandlung des Dickdarmkrebses einen beachtlichen und zur Hoffnung Anlaß gebenden Standard erreicht. Dennoch ist in den letzten Jahren eine gewisse Stagnation eingetreten: Das Fehlen neuer spektakulärer und publikumswirksamer Erkenntnisse birgt die Gefahr, daß die Ärzteschaft diese häufige Tumorerkrankung mit einer routinemäßigen Gleichgültigkeit betrachtet. Dadurch könnte die Beharrlichkeit und Konsequenz bei der Bekämpfung dieses heilbaren, ja sogar vermeidbaren Malignoms leiden – eine nachlassende Begeisterung, die sich schließlich, auf die Patienten übertragen, in einer zurückgehenden Teilnahme an zur Verfügung stehenden Vorsorgemaßnahmen zeigen muß.

So ist ein Ziel dieses Buches, das die Ergebnisse eines Expertentreffens in Frankfurt zum Thema Dickdarmkrebs zusammenfaßt, auf bestehende Maßnahmen gegen das kolorektale Karzinom im Sinne einer Bestandsaufnahme hinzuweisen und diese erneut herauszustellen. In einem weiteren Schritt sollen dann auf dem Boden dieser bekannten Tatsachen künftige Entwicklungstendenzen der Dickdarmkrebsbekämpfung aufgezeigt werden.

Im einzelnen wurde der hohe Standard der Dickdarmdiagnostik erreicht durch einen den Erfordernissen angepaßten Untersuchungsablauf und durch perfekte Gerätetechnik sowohl bei der Koloskopie wie dem Kolondoppelkontrast. Hinzu kommt, daß das Leitsymptom der peranalen Makroblutung durch ein Screeningverfahren wie den Hämocculttest in den Bereich der nicht mit bloßem Auge erkennbaren Mikroblutung erweitert werden kann. Auch therapeutisch ist durch die endoskopische Polypektomie und die ausgereiften operativen Verfahren ein kaum noch zu überbietendes hohes Niveau vorhanden.

Während die kolorektale Diagnostik und Behandlung – eine entsprechende Ausbildung und Übung vorausgesetzt – derzeit kaum noch verbesserungsfähig erscheint, zeigt sich im Vorsorgebereich ein Entwicklungsbedarf. Dabei ist die nachhaltige Akzeptanz der in einem Screening einsetzbaren Vorsorgemaßnahmen ein generelles Haupt- und Dauerproblem aller dieser Verfahren. Publizistische Initiativen sowohl bei der Ärzteschaft als auch in der Bevölkerung haben erfahrungsgemäß nur eine zeitlich begrenzte Teilwirkung. So wird auch von den künftigen Tests nur ein kooperatives Bevölkerungskontingent profitieren können. Obwohl seit Jahren nach besseren Screeningverfahren zur Früherkennung des Dickdarmkrebses gefahndet wird, steht derzeit keine auch nur annähernd gleichwertige Alternative zur Mikroblutuntersuchung im Stuhl zur Verfügung. Auch die immunologischen Ansätze zum Humanblutnachweis im Stuhl haben bisher keine Verbesserungen gebracht und somit enttäuscht. Positives könnte aus der Genforschung zu erwarten sein, wenn sich genetische Zusammenhänge bei der Dickdarmkrebsentwicklung bestätigen. Die genetische Identifizierung einer Risikogruppe für das kolorektale Karzinom durch eine Blutuntersuchung würde zweifelsohne einen bemerkenswerten Fortschritt bedeuten.

Ein weiterer entwicklungsfähiger Zielpunkt ist die Nachsorge behandelter Karzinompatienten bzw. die Nachbeobachtung sog. Adenompatienten. Während Vorsorgemaßnahmen, die sich gegen das kolorektale Karzinom richten, zu inkonsequent wahrgenommen werden, ist die Tendenz besonders bei der Nachbeobachtung nach Adenomentfernung eher umgekehrt: Eine zu häufige und zu kurzfristige Kontrollkoloskopie belastet den Patienten und ist unwirtschaftlich. Diese Situation resultiert jedoch aus einem verständlichen Sicherheitsbedürfnis einerseits und aus teilweise unklaren und widersprüchlichen Nachbeobachtungsempfehlungen in der Literatur andererseits. Eine multizentrische nationale Studie zum Thema Nachbeobachtung der Adenompatienten als Risikogruppe des Dickdarmkrebses könnte hier Abhilfe schaffen. Sie würde weiterhin zur Entdeckung der Patienten mit besonders hohem Risikoprofil beitragen.

3–5% unserer Bevölkerung erkranken im Laufe ihres Lebens an einem Dickdarmkrebs. Dieses Buch soll dazu beitragen, verschiedene Aspekte der Vorsorge, der Diagnostik, Therapie und Nachsorge erneut zu beleuchten und neue Entwicklungsrichtungen aufzuzeigen. Wenn es unseren Blick im Kampf gegen das kolorektale Karzinom schärft und Denkanstöße bietet, hat es seinen Zweck erreicht.

Erlangen, Februar 1989   W. Matek

Mitarbeiterverzeichnis

Blin, N., Institut für Humangenetik, Universitätsklinik, 6650 Homburg/Saar

Boeing, H., Institut für Epidemiologie und Biometrie, Deutsches Krebsforschungs-
zentrum, Im Neuenheimer Feld 280, 6900 Heidelberg

Ewe, K., I. Medizinische Klinik, Johannes-Gutenberg-Universität,
Langenbeckstraße 1, 6500 Mainz 1

Feifel, G., Allgemeine Chirurgie, Universitätsklinik, 6650 Homburg/Saar

Flatten, G., Zentralinstitut für Kassenärztliche Versorgung in der Bundesrepublik
Deutschland, Herbert-Lewin-Straße 5, 5000 Köln 41

Frühmorgen, P., Medizinische Klinik I, Krankenanstalten Ludwigsburg,
Posilipostr. 49, 7140 Ludwigsburg

Gnauck, R., Deutsche Klinik für Diagnostik, Fachbereich Gastroenterologie,
Aukammallee 33, 6200 Wiesbaden

Hermanek, P., Abteilung für Klinische Pathologie der Chirurgischen Universitätsklinik, Maximiliansplatz, 8520 Erlangen

Klapdor, R., I. Medizinische Klinik, Universitätskrankenhaus Eppendorf,
Martinistraße 52, 2000 Hamburg 20

Matek, W., Medizinische Klinik mit Poliklinik der Universität Erlangen-
Nürnberg, Krankenhausstraße 12, 8520 Erlangen

Meese, E., Institut für Humangenetik, Universitätsklinik, 6650 Homburg/Saar

Metzdorf, A., Institut für Humangenetik, Universitätsklinik, 6650 Homburg/Saar

Neef, B., Krankenanstalten Ludwigsburg, Posilipostr. 49, 7140 Ludwigsburg

Otto, P., Medizinische Klinik, Krankenhaus Burgwedel, Akademisches Lehr-
krankenhaus der Medizinischen Hochschule Hannover, Fuhrbergerstraße 8,
3006 Burgwedel 1

Pott, G., Innere Abteilung, Marienkrankenhaus, Hannoverstraße 5,
4460 Nordhorn

Robra, B.-P., Abteilung Epidemiologie und Sozialmedizin der Medizinischen
Hochschule Hannover, Postfach 61 01 80, 3000 Hannover 61

Seeliger, H., Pathologisches Institut der Krankenanstalten Ludwigsburg,
Posilipostr. 49, 7140 Ludwigsburg

Seitz, G., Institut für Pathologie, Universitätsklinik, 6650 Homburg/Saar

Strauch, M., Karlsplatz (Stachus) 3/III, 8000 München 2

Welter, C., Institut für Humangenetik, Universitätsklinik 6650 Homburg/Saar

Winkler, R., Abteilung für Allgemeinchirurgie, Martin-Luther-Krankenhaus,
Lutherstraße 22, 2380 Schleswig

Inhaltsverzeichnis

Dickdarmkrebs:
Diagnostische Fortschritte in den letzten 20 Jahren

P. Otto

Bis vor etwa 2 Jahrzehnten waren ca. 25–30% aller kolorektalen Karzinome inoperabel (Cappel et al. 1983). Zu dieser Zeit standen für die Diagnostik neoplastischer Veränderungen des Kolons lediglich die Anamnese, die digitale Austastung des Rektums, die Rektoskopie und der konventionelle Kolonkontrasteinlauf zur Verfügung. Zur damaligen Zeit fielen Träger kolorektaler Karzinome zumeist erst in der symptomatischen Phase der Erkrankung durch die peranale Blutung, Defäkationsstörungen, abdominelle Spasmen oder gar den Gewichtsverlust auf. Sehr selten nur wurden kolorektale Neoplasien rein zufällig anläßlich von Routinerektoskopien entdeckt.

Die zunehmende Zahl von Krebstoten in der Bundesrepublik führte 1971 zur Einführung eines Krebsfrüherkennungsprogramms, wobei u. a. auch – zwar primär für Prostatakarzinome gedacht – die rektal-digitale Austastung des unteren Rektums als Diagnostikum für die Erfassung von Rektumkarzinomen eingesetzt werden sollte. Seinerzeit ertönte noch laut das Hohe Lied der rechtzeitigen digitalen Austastung zur Früherfassung kolorektaler Karzinome. So wurde behauptet, daß 60–70% aller Rektumkarzinome digital zu tasten seien (Bokelmann et al. 1972). O'Donnell et al. hatten aber bereits 1962 erkannt, daß nur 10–15% der asymptomatischen kleinen kolorektalen Karzinome mit dem Finger diagnostiziert werden können.

Mit dem Rektoskop lassen sich theoretisch zwar 70% aller kolorektalen Karzinome erfassen. Tatsächlich aber waren ihre Entdeckungsraten wesentlich geringer (Kanzler et al. 1973).

Zur Beurteilung des gesamten Kolons wurde die Endoskopie mit der Röntgenuntersuchung des Dickdarms kombiniert. Zumeist bediente man sich dabei noch des *Dickdarmfüllungs-* und *-entleerungsbildes.* Noch bis Ende der 70er Jahre waren in Radiologenkreisen heftige Dispute über die Effizienz des konventionellen Kontrasteinlaufs und des Doppelkontrastverfahrens üblich. Die von Welin (1958) propagierte Doppelkontrastuntersuchung des Dickdarms wurde erst allmählich bis Ende der 70er Jahre diagnostisches Allgemeingut. So mußte noch Ott 1978 ausdrücklich festhalten, daß sich mit Hilfe der Doppelkontrastuntersuchung 78% aller Kolonläsionen unter 10 mm nachweisen ließen gegenüber nur 18% mit dem konventionellen Kontrasteinlauf. Bei Tumoren von mehr als 10 mm Größe waren es 97 bzw. 77%.

Trotz aller Verbesserung der radiologischen Techniken blieb deren Hauptproblem die Differenzierung zwischen entzündlichen und malignen Stenosen. Diese wurde erst durch die endoskopische Untersuchung des gesamten Kolons mit der Möglichkeit zur gezielten Probeentnahme und deren histologischer Aufarbeitung gelöst.

Noch vor knapp 20 Jahren endete die präoperative endoskopische Dickdarmdiagnostik im unteren Sigma. Die Anatomie dieses Darmsegments setzte dem weiteren Vordringen mit starren Rektosigmoidoskopen eine natürliche Grenze. Der alte

Wunsch, auch die proximalen Dickdarmabschnitte unblutig zu inspizieren, konnte erst erfüllt werden, als von der Industrie geeignete vollflexible Glasfaserendoskope angeboten wurden. Das erste Fiberkoloskop wurde 1964 in Japan entwickelt, die Ergebnisse wurden erstmalig anläßlich des 1. Kongresses der Internationalen Gesellschaft für Endoskopie 1966 in Tokio mitgeteilt.

In den Anfängen versuchte man mühsam mit Hilfe einer peroraltransintestinal eingeführten Leitsonde, die 1955 von Blankenhorn angegeben wurde, die totale Koloskopie vorzunehmen. Matzunaga u. Tajima (1970), Colagrande et al. (1966) und Provenzale et al. (1966) berichteten 1966 jeweils über die erste gelungene Einführung von flexiblen Endoskopen bis zur Ileozäkalregion. Dabei wurden die Geräte an der durch den Instrumentierkanal gezogenen Leitschiene mühsam in proximale Kolonanteile geschoben. Verbessert wurde diese Methode 1967 durch Fox u. Kreel. Er benutzte einen Gummitubus mit einem proximalen Winkel von 45°, der an seiner Konvexität perforiert war. Durch diesen Schlauch wurde ein flexibles Endoskop vorgeschoben. Mit diesem Vorgehen wurden in mehr als 10% aller Untersuchungen Regionen knapp distal der rechten Flexur erreicht. Diese mühsamen Prozeduren waren notwendig, da zunächst nur Geräte mit in einer Ebene abwinkelbarer Spitze zur Verfügung standen.

Nachdem dann Geräte mit verbesserten mechanischen Eigenschaften und in 2 Ebenen abwinkelbarer Spitze konstruiert waren, gelingt mittlerweile in nahezu 95% der Untersuchungen die Inspektion des gesamten Dickdarms (Zambo 1988). Die vorherige transintestinale Intubation ist schon 1968 Historie.

Blieb die Koloskopie zunächst nur wenigen Zentren vorbehalten, ist sie heute eine weit verbreitete Methode, die von vielen zur routinemäßigen Diagnostik des gesamten Dickdarms einschließlich des Endileums angewandt wird. Von einem gastroenterologischen Zentrum (Medizinische Hochschule, Hannover), das sich sehr frühzeitig (1969) mit endoskopischen Untersuchungsverfahren des Kolons auseinandersetzte, wurde 1975 die Zahl der Koloskopien mit 500 angegeben. In einem Krankenhaus der Grund- und Regelversorgung wurden im Jahre 1984 dann bereits jährlich mehr als 600 hohe Koloskopien zur Diagnostik und Therapie durchgeführt (Zambo 1988).

Die Sicherheit der Differenzierung prämaligner und maligner polypoider Kolonstrukturen ist allerdings nicht hundertprozentig, da die auf endoskopisch-bioptischem Weg entnommenen Proben nicht in jedem Fall an einem repräsentativen Ort entnommen werden können. Die hieraus abzuleitende Forderung, polypoide Läsionen des Kolons auf endoskopischem Wege in toto zu entfernen, wurde durch die koloskopische Polypektomie mittels Hochfrequenzdiathermie-Schlingenabtragung seit 1971 möglich (Deyhle et al. 1971).

Durch die Koloskopie wurde die Erfassung kleiner prämaligner und maligner Kolonveränderungen zu fast 100% möglich. Sie sind in dieser Phase meist asymptomatisch. Die 5-Jahres-Überlebensrate des asymptomatischen Kolonkarzinompatienten beträgt etwa 90%. Nach einer Symptomdauer von 7 Monaten jedoch schrumpft diese Rate auf etwa 25% (Scudamore 1969). Eine Verbesserung des diagnostischen Standards muß also nicht nur die Erkennbarkeit kleiner Kolonläsionen verfeinern, sondern insbesondere auch die Träger solcher Veränderungen herausfinden, um sie den genannten morphologischen Untersuchungsverfahren zuführen zu können.

Bereits seit Anfang des Jahrhunderts ist bekannt, daß Karzinome und auch größere Polypen intermittierend mikroskopisch kleine Mengen Blut verlieren. Mit Hilfe des

Guajac-Tests nach Greegor (Haemoccult-Test) lassen sich diese Mikroblutungen zuverlässig erfassen (Greegor 1971). Für ein Krebsfrüherkennungsprogramm wurde die Empfindlichkeit dieses Tests so eingestellt, daß durch konsequente Anwendung in einem Massenscreening 80% aller kolorektalen Karzinome sowic 50% der prämalignen Kolonadenome mit einer Größe von mehr als 1,5 cm Durchmesser erfaßt werden können (Otto u. Schunk 1987). Damit bietet uns die Testung auf okkultes Blut im Stuhl die Chance, die in den modernen morphologisch-diagnostischen Verfahren wie Doppelkolonkontrasteinlauf und Koloskopie liegenden Möglichkeiten zur Erfassung kleinster neoplastischer Kolonläsionen überzeugend zu nutzen.

Die Testung auf okkultes Blut im Stuhl stellt gleichsam das Bindeglied dar zwischen den vor ca. 20 Jahren angewandten vergleichsweise groben diagnostischen Maßnahmen und den Filigranmethoden der Doppelkontrastuntersuchung und Koloskopie der heutigen Zeit.

Heute ist es theoretisch möglich, bei konsequenter Anwendung der vorhandenen diagnostischen Verfahren ca. 75% aller kolorektalen Karzinome im Stadium Dukes A und B zu erfassen und somit gegenüber der Zeit von vor 20 Jahren die Zahl der inoperablen kolorektalen Karzinome zu halbieren (Cappel et al. 1983).

Voraussetzung dafür ist jedoch die konsequente Durchführung eines Massenscreenings, das die weitestgehend asymptomatischen Träger neoplastischer Kolonveränderungen erfaßt und sie den diffizilen und differenten morphologisch definierenden diagnostischen Maßnahmen, wie z. B. der Koloskopie mit gezielter Probeentnahme und konsekutiver histologischer Aufarbeitung, zuführt.

Die aus wissenschaftlich exakt durchgeführten Studien vorliegenden Ergebnisse des Screenings auf okkultes Blut im Stuhl sind vielversprechend, ihre Umsetzung in die Praxis des Massenscreenings in der Bundesrepublik Deutschland aber zur Zeit noch enttäuschend, was die Teilnahmefrequenz, aber auch die Konsequenz der Nachuntersuchung testpositiver Personen angeht.

So ist in der kombinierten Anwendung des Tests auf okkultes Blut im Stuhl und der modernen morphologischen Untersuchungsverfahren wie Doppelkolonkontrasteinlauf und hoher Koloskopie mit gezielter Probeentnahme zumindest theoretisch ein gewaltiger Fortschritt in der Diagnostik kolorektaler Neoplasien zu konstatieren. Möge der theoretische Ansatz sich in der Praxis realisieren lassen.

Literatur

Blankenhorn DH, Hirsch J, Ahrens EH Jr. (1955) Transintestinal intubation: technic for measurement of gut length and physiologic sampling at known loci. Proc Soc Exp Biol (NY) 88:356

Bokelmann D, Druner HK, Schulz U (1972) Klinik und Prognose der Kolon- und Rektumkarzinome. Dtsch Med Wochenschr 97:1590

Cappel J, Blum U, Ungeheuer E (1983) Bedeutung der Vorsorgeuntersuchung für die Prognose des Dickdarmkarzinoms. Schweiz Med Wochenschr 113:550−552

Colagrande C, Arullani P, Casale C (1966) A suction biopsy procedure for obtaining specimens of mucosa from the right and left colon. Amer J Dig Dis 2:389

Deyhle P, Seubert K, Jenny S, Demling L (1971) Endoscopic polypectomy in the proximal colon. Endoscopy 2:103

Fox JA, Kreel L (1967) Technique of retrograde colonic intubation and its initial application to high colonic biopsy. Gut 8:77

Greegor DH (1971) Occult blood testing for colorectal detection of asymptomatic colon cancer. Cancer (NY) 28:131
Kanzler G, Beck K, Gruner HJ, Remmele W, Strauch M (1973) Rektoskopie als Vorsorgeuntersuchung Med Welt 24:667
Matzunaga F, Tajima I (1970) Diagnosis of colon polyps and polyposis with Fiber-colonoscope. Vortr. Weltkongr. Gastroenterologie, Kopenhagen 1970
O'Donnell WE, Dang E, Venet L (1962) Early detection and diagnosis of cancer. Mosby, Saint Louis
Ott DJ, Gelfland DW (1978) Colorectal tumors: Pathology and detection. Amer J Roentgenol 131:691–695
Otto P, Schunk FR (1987) Kolorektale Karzinomvorsorge, Früherkennung, Risikomerkmale. Edition Nymphenburg, München (Aktuelle Proktologie, Band 4)
Provenzale L, Camerada P, Revignas A (1966) La coloscopia total transanale mediante una metodica originale. Rass Med Sarda 69:149
Scudamore HH (1969) Cancer of the colon and rectum – general aspects, diagnosis, treatment and prognosis: A review. Dis Col Rect 12:105
Welin S (1958) Modern trends in diagnostic roentgenology of colon. Br J Radiol 31:453–464
Zambo G (1988) Erfahrungen mit der diagnostischen und therapeutischen Coloskopie in einem Krankenhaus der Grund- und Regelversorgung. Dissertation, Med. Hochschule, Hannover

Diskussion

Matek: Vielen Dank, Herr Otto, für diese schöne Übersicht. Sie haben die ganze Entwicklung in den letzten 20 Jahren gesehen, mitverfolgt und auch selbst durchgeführt. In welche Richtung oder wo sind auf dem genannten Gebiet noch Fortschritte zu erzielen oder glauben Sie, daß das Erreichte jetzt die nächsten 100 Jahre der Standard bleiben wird?

Otto: Diese Frage soll ich Ihnen jetzt so beantworten! Ich weiß es im Moment nicht zu sagen. Ein Ansatz wäre für mich, wenn es wirklich gelingt, in einem Massenscreening Frühformen des Tumors zu erfassen und asymptomatische Patienten zur Diagnostik zu bringen. Wobei es mir noch schwerfällt, zu sagen, welche Methoden wir da anwenden könnten: Sind es immunologische Methoden, ist es ein verbesserter Test auf okkultes Blut im Stuhl? Das, was wir jetzt haben, ist ja sicherlich noch nicht optimal. Der zweite Punkt ist, daß man sicherlich durch noch verbesserte Aufklärungsarbeit die Bevölkerung dazu bringen muß, sich solchen Untersuchungen zu stellen. Ich glaube, wir müssen dieser Möglichkeit auch im Rahmen die Finanzierbarkeit ganz erhebliche Aufmerksamkeit widmen.

Pott: Haben Sie Erfahrungen mit sonographischen Untersuchungen, über die vereinzelte Publikationen in den letzten Jahren erschienen sind?

Otto: Das hätte ich natürlich noch erwähnen können. Aufgrund der schallphysikalischen Phänomene, die beim Ultraschall zu erwarten sind, halte ich davon nichts. Es gibt ja eine ganze Reihe Publikationen zu dieser Problematik. Die Vorbereitung der Patienten mit Auffüllen des Kolons und dann Darstellung der Läsionen ist natürlich möglich. Da ich mich selbst auch relativ früh mit dem Schall auseinandergesetzt und mich darüber auch habilitiert habe, ist das natürlich so ein Hobby von mir. Deshalb mögen Sie meiner Nichterwähnung des Themas entnehmen, daß ich im Moment für diesen Sektor wenig Erfolg sehe.

Genetische Faktoren beim Kolonkarzinom *

C. Welter, A. Metzdorf, E. Meese, G. Seitz, G. Feifel und N. Blin

Bereits im letzten Jahrhundert und insbesondere in den letzten Jahrzehnten ist deutlich geworden, daß an der Entstehung von Tumoren genetische Elemente beteiligt sind. Vor allem bestimmte Erbleiden, die ein hohes Risiko für eine Tumorbildung aufweisen und das gehäufte familiäre Auftreten von Tumoren in bestimmten Familien (sog. Tumorfamilien) liefern hierfür besondere Hinweise. Weitere experimentelle Befunde legten den Schluß nahe, daß die Ursache für eine Tumorbildung im Genom zu finden ist. So ist heute bekannt, daß eine genetische Disposition und des weiteren äußere Noxen, wie mutagene Substanzen, ionisierende Strahlen und Tumorviren, die spezielle Veränderung an der DNA (die Erbsubstanz) bewirken, zu einer Tumorbildung führen können. Tumorkrankheiten resultieren also fast ausnahmslos aus einer ungünstigen Wechselwirkung von Umwelt- und Erbfaktoren, mit anderen Worten: Exposition und Disposition bestimmen das Risiko für die Entstehung einer malignen Erkrankung, wobei allgemein der Disposition eine besondere Bedeutung zukommt, da sie erst die Voraussetzung bildet, daß cancerogene Noxen wirksam werden. Inzwischen ist auch ein familiäres Vorkommen für fast alle häufigen Organtumoren beim Menschen gesichert. Zudem ist bei fast 10% der rund 3000 bis heute bekannten Erbkrankheiten und Syndrome mit einfachem Mendel-Erbgang eine zusätzliche Tumordisposition beschrieben. Zu dieser Gruppe zählt auch die familiäre Polyposis coli, bei welcher sogar die Tumorbildung, in diesem Falle speziell das Kolonkarzinom, als markantes Merkmal hervortritt. In Tabelle 1 sind die wichtigsten, vorwiegend genetisch bedingten intestinalen Polyposiserkrankungen aufgeführt. Ein weiterer Risikofaktor für die Entstehung eines Kolonkarzinoms ist die Colitis ulcerosa, die eine wichtige Präkanzerose für das Kolonkarzinom darstellt. Diese Erkrankung ist bei verwandten Familienangehörigen von Patienten 10mal häufiger als spontan.

Auch ohne das Vorliegen einer disponierenden Vorerkrankung des Kolons besteht für Verwandte ersten Grades eines Patienten mit Kolonkarzinom gegenüber Kontrollpersonen ein 5fach erhöhtes Risiko, ebenfalls an einem Kolonkarzinom zu erkranken. Patienten mit einem familiären Kolonkarzinom und deren Verwandte ersten Grades haben außerdem ein erhöhtes Risiko für andere Tumoren epithelialen Ursprungs.

Die enorme Tumorhäufigkeit von ca. 50% bei den typischen Krebsfamilien veranlaßte Lynch 1967 zu der Annahme eines autosomal-dominanten erblichen Merkmals, das er Cancer-family-Syndrom nannte. Burt et al. 1985 zeigten, daß bei bestimmten familiären Kolonkarzinomen ein dominantes Gen für diskrete adenomatöse Polypen

---

* Die molekularen Untersuchungen der Karzinome wurden im Rahmen einer von der Dr. M. Scheel Stiftung unterstützten Studie durchgeführt (We35/86/Ba1).

Tabelle 1. Vorwiegend genetisch bedingte intestinale Polyposiserkrankungen

Erkrankung	Klinische Manifestation	Prädisposition für Karzinom (Kolon)	Vererbung
Adenomatosis coli (Polyposis coli)	Multiple adenomatöse Polypen (100–2500 Polypen im Kolon), gehäuft Polypen im Magen (Drüsenkörperzysten) und Dünndarm	Hohe Karzinominzidenz	Autosomaldominant
Gardner-Syndrom	Adenomatosis coli, zusätzlich Osteome und Exostosen, Hautfibrome und Pigmentflecken	Hohe Entartungsrate	Autosomaldominant
Turcot-Syndrom	Adenomatosis coli, zusätzlich Tumoren des Zentralnervensystems	Keine	Unsicher
Peutz-Jeghers-Polypose	Multiple Polypen des gesamten Gastrointestinaltrakts, Pigmentflecken der Lippen und der Wangenschleimhaut, Thekazelltumor	Niedrige Entartungsrate für GI-Polypen, jedoch erhöhte Inzidenz anderer Karzinome	Autosomaldominant
Juvenile Polypose	Manifestation im 1. Lebensjahrzehnt, multiple juvenile Polypen (hamartomatös) im Kolon	Karzinome nicht in direkter Beziehung zu Polypen	Autosomaldominant
Cowden-Syndrom	Multiple Polypen des Magens und des Dünndarms, Kolonbefall weniger ausgeprägt, orokutane Hamartome, fibrozystische Mastopathie	Vermehrte Inzidenz anderer Karzinome	Autosomaldominant
Cronkhite-Canada-Syndrom	Gastrointestinale Polyposis mit Hautpigmentierungen, Alopezie, Onychodystrophie, blutig-schleimige Diarrhö und Eiweißverlust mit sekundärer Hypoproteinämie	Keine	Unbekannt

und Kolonkarzinom existiert. Ihr Modell sagt voraus, daß die Mitglieder einer Familie, welche dieses Gen haben, eine 33%-Wahrscheinlichkeit haben, einen Tumor zu entwickeln.

Trotz intensiver Anstrengungen in der Krebsforschung und teils beeindruckender therapeutischer Erfolge in der Behandlung von bestimmten Tumoren ist bis heute bei der kurativen Therapie der sog. Killerkrebse wie Lungen-, Mamma- und Magen-Darm-Karzinom ein gewisser Stillstand zu verzeichnen. Erst aufgrund neuer Erkenntnisse über die molekularen Mechanismen der Tumorentstehung und der sich daraus ergebenden Möglichkeit neuer Therapieformen wird diesbezüglich mit einem Fortschritt zu rechnen sein. In diesem Zusammenhang kommt speziell der Molekulargenetik in der Erforschung der Tumoren eine zentrale Bedeutung zu. Gerade die nähere Charakterisierung der an der Tumorgenese beteiligten genetischen Elemente und die molekulargenetische Abklärung der für die genetische Disposition verantwortlichen Gene ist in den nächsten Jahren die vorrangigste Aufgabe für diese Forschungsrichtung. Die gewonnenen Erkenntnisse werden es ermöglichen, Maßnahmen zu ergreifen, die die schweren klinischen Manifestationen von Tumorkrankheiten verhindern könnten, Risikopatienten rechtzeitig zu erkennen, damit sie sich vor einzelnen krebsauslösenden Umweltfaktoren, gegenüber denen gerade sie besonders empfindlich sind, schützen können oder damit eine in Entstehung begriffene Tumorkrankheit noch zu einem Zeitpunkt diagnostiziert wird, in dem Aussichten auf eine erfolgreiche Behandlung bestehen.

Bezüglich der Abklärung der an der Tumorentstehung beteiligten genetischen Elemente konnten im letzten Jahrzehnt durch den Einsatz der neuen molekularbiologisch-gentechnologischen Methoden große Fortschritte erzielt werden. Mit Hilfe dieser Techniken waren Ende der 70er und besonders Anfang der 80er Jahre die sog. Onkogene in Tumoren entdeckt worden. Erstmals in Tumorviren gefunden, wurde bald ihre Existenz auch in Zellen nachgewiesen, in denen sie zur üblichen genetischen Ausstattung gehören. Diese Gene werden in Normalzellen als Protoonkogene und in Tumorzellen als Onkogene bezeichnet. Die Namensgebungen sind jedoch nur historisch zu erklären, denn primär sind diese Gene nicht für das Tumorwachstum, sondern für essentielle Aufgaben wie Proliferation und Differenzierung einer Zelle bestimmt. Dies wurde besonders deutlich, als man die Genprodukte vieler dieser rund 50 Gene und ihre Funktion aufklären konnte. So sind sie z. B. verantwortlich für die Bildung von Wachstumsfaktoren, Wachstumsfaktorrezeptoren oder DNA-bindenden Proteinen, die auf die Genexpression einwirken oder bei der Steuerung des Zellzyklus eine Rolle spielen (Adamson 1987, Sibbitt 1988). Werden Protoonkogene in Normalzellen verändert oder unphysiologisch aktiviert, so können sie zu Onkogenen werden, die normale Zellen zu Krebszellen umbilden (Transformation) und das Verhalten von Tumorzellen entscheidend beeinflussen. Einige Onkogene (Ha-ras, Ki-ras, myc, fos, myb, erbB1, erbB2) sind in einem hohen Prozentsatz in Kolonkarzinomen als aktiv vorgefunden worden. Da also nur aktivierte Onkogene ein transformierendes Potential aufweisen, ist die Frage nach den Aktivierungsmechanismen von zentraler Bedeutung. Inzwischen hat man mehrere Modellvorstellungen entwickelt, wie molekulare Ereignisse zur Onkogenaktivität führen können. Dazu gehören z. B. Punktmutationen, die primär zum Basenaustausch und damit zum Einbau einer anderen Aminosäure im Genprodukt führen können (Bos et al. 1987). Weitere Aktivierungsmechanismen sind in Abb. 1 dargestellt. Abbildung 2 und 3 zeigen zwei von unserer Arbeitsgruppe im Kolonkarzinom nachgewiesene Aktivierungsmechanismen. Die vorgestellten Aktivierungsmechanismen könnten z. B. die Anzahl oder die subzelluläre Lokalisierung der Onkogenprodukte beeinflussen, ihre Aktivität modifizieren oder Wechselwirkungen mit verschiedenen Molekülen hervorrufen etc. Besonders bezüglich des Nachweises einer Amplifikation bestimmter Onkogene hat sich in jüngster Zeit herausgestellt, daß diesem Aktivierungsmechanismus in einigen Fällen (Mamma-, Lungenkarzinom, Neuroblastom) prognostische Bedeutung zukommt (Slamon et al. 1987, Seeger et al. 1986). Auch die Untersuchung der Proteinprodukte der Onkogene kann prognostische Bedeutung haben, wie z. B. die Bestimmung der Wachstumsfaktorrezeptoren auf der Oberfläche von Tumorzellen. Je höher ihre Anzahl, desto schlechter die Prognose. Molekularbiologische Untersuchungsmethoden werden in Zukunft daher immer häufiger in der Tumordiagnostik eingesetzt werden und dort einen hohen Stellenwert innehaben.

Interessanterweise sind die aufgezeichneten Aktivierungsmechanismen jedoch nur in einem bestimmten Prozentsatz von Tumoren experimentell nachzuweisen. Es müs-

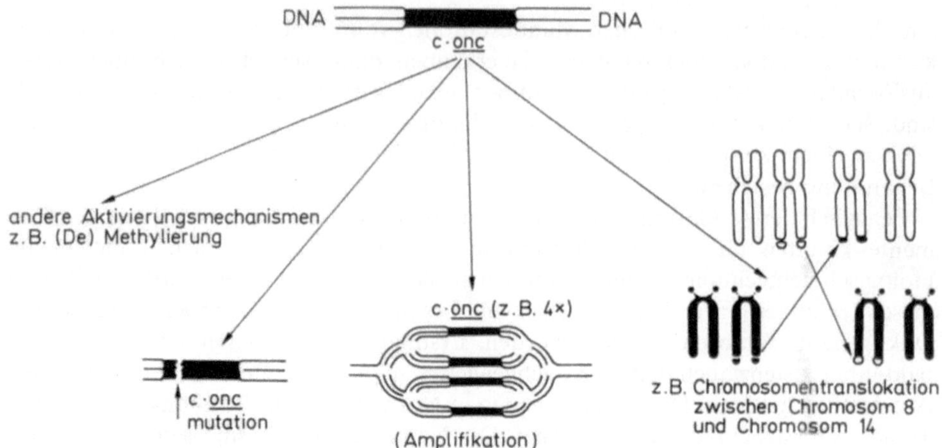

Abb. 1. Aktivierungsmechanismen von c-onc-Genen

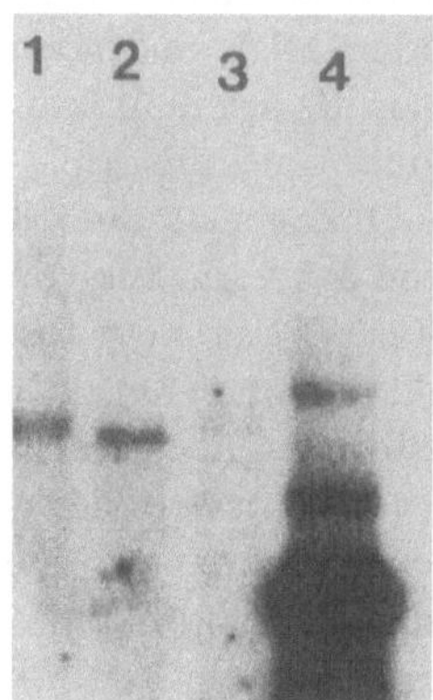

Abb. 2. Onkogenaktivierung durch Amplifikation (Genvervielfachung) in einem Kolonkarzinom. Die Amplifikation wird deutlich durch die dicke schwarze Bande in *4*. In diesem Beispiel handelt es sich um die Genvervielfachung des Onkogens erbB2, dessen Proteinprodukt ein Wachstumsfaktorrezeptor ist

sen daher noch andere Mechanismen für eine Onkogenaktivierung bzw. für eine Tumorentstehung vorliegen, zumal heute bekannt ist, daß die Tumorentstehung auf einen Mehrschrittvorgang zurückzuführen ist. So scheint es heute sicher, ist aber bisher noch nicht bewiesen, daß die Anzahl der zur Transformation notwendigen Schritte oder Mutationen und damit möglicherweise auch die Anzahl der beteiligten Onkogene für verschiedene Tumoren verschieden ist. Die Vermutung eines anderen Aktivierungsmechanismus führte zur Beschreibung der sog. (Tumor)-Suppressorgene bzw. Antionkogene, die nach heutiger Erkenntnis sogar eine zentrale Stellung in der Tumorentstehung einnehmen (Klein 1987, Friend et al. 1988). Während in einer Normalzelle eine Kontrolle von Proliferation und Differenzierung vorliegt, ist diese in einer Tumorzelle nicht gegeben. Man vermutet heute, daß diese Kontrolle durch Protoonkogene und (Tumor)-Suppressorgene hervorgerufen wird. Während, wie oben beschrieben, die Onkogene bereits Ende der 70er und zum größten Teil Anfang der 80er Jahre entdeckt bzw. nachgewiesen wurden, hatten sich erst in den letzten beiden Jahren experimentelle Hinweise für die Existenz dieser (Tumor)-Sup-

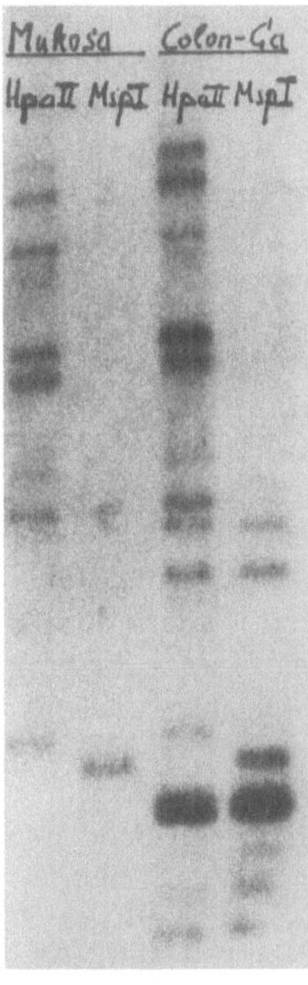

Abb. 3. Eine vermutete Onkogenaktivierung durch Demethylierung. Die beiden eingesetzten Restriktionsenzmye (Proteine, die die Erbsubstanz an bestimmten Basensequenzen schneiden) sind HpaII und MspI, die beide die gleiche Schnittstelle haben, nämlich CCGG (C = Cytosin, G = Guanosin). Jedoch kann HpaII ^{m}CCGG schneiden, MspI aber nicht, wenn, wie dargestellt, das erste C der Schneidesequenz methyliert ist (m = CH$_3$-Molekül, welches an der Base C gebunden ist = Methylierung). Während bei der Mukosa unter MspI nur eine Bande zu sehen ist, sind es beim Kolonkarzinom mehrere, d. h. die Tumorerbsubstanz wurde demethyliert, in diesem Beispiel ebenfalls dargestellt für das Onkogen erbB2

Tabelle 2. Tumoren, bei denen ein spezifischer Verlust bestimmter chromosomaler Bereiche gefunden wurde

Tumortyp	Betroffenes Chromosom
Multiple endokrine Neoplasie, Typ 2, Neuroblastom	1
Uveales Melanom	2
Nierenzellkarzinom, Lungenkarzinom	3
Kolonkarzinom, familiäre Polyposis coli	5
Multiple endokrine Neoplasie, Typ 2a	10
Wilms-Tumor, Hepatoblastom, Rhabdomyosarkom, Blasenkarzinom	11
Retinoblastom, Mammakarzinom, Osteosarkom, Weichteilsarkom	13
Akustikusneurinom, Meningeom	22

pressorgene ergeben. Ihre mögliche Existenz allerdings ist bereits Anfang der 70er Jahre und später von mehreren Autoren postuliert worden (Comings 1973, Knudson 1985, Cavenee et al. 1986). Die zytogenetischen und molekularbiologischen Untersuchungen bestimmter Tumoren, besonders kindlicher Tumoren wie Retinoblastom und Wilms-Tumor, und vor kurzem auch der Polyposis coli, haben für die Entdeckung der (Tumor)-Suppressorgene entscheidende Hinweise gegeben. Charakteristischerweise findet man bei diesen Tumoren häufig Deletionen an bestimmten Chromosomenabschnitten. In Tabelle 2 findet sich eine Aufstellung der bisher wichtigsten untersuchten

Tumoren und des entsprechenden auffälligen Chromosoms. So wie es eine Vielzahl von Onkogenen gibt, dürfte auch eine Vielzahl von (Tumor)-Suppressorgenen vorliegen. An den Stellen, an denen sich die gefundenen chromosomalen Deletionen finden, vermutet man die Lokalisierung dieser (Tumor)-Suppressorgene, deren Funktionsausfall durch eine solche Deletion oder durch eine Mutation zur Dysregulation der Protoonkogene und so zu deren Umwandlung in Onkogene und zur Tumorentwicklung führt. Diese Mechanismen konnten experimentell eindrucksvoll beim Retinoblastom und beim Wilms-Tumor nachgewiesen werden. So wurde kürzlich in eine Wilms-Tumor-Zelle mit einer Deletion auf Chromosom 11 ein intaktes Chromosom eingeschleust, worauf die Tumorgenetität dieser Zelle verlorenging (Weissman et al. 1987). Kommt es zum Verlust des eingeschleusten 11er-Chromosoms, kehrt die Tumorgenität der Zelle zurück (Klinger 1982). Wie aus Tabelle 2 hervorgeht, konnte eine Deletion auf Chromosom 5 bei der Polyposis coli zytogenetisch nachgewiesen werden (Herrera et al. 1986). Dieser zytogenetische Befund konnte mittlerweise molekulargenetisch durch den Einsatz von Chromosom-5-spezifischen DNA-Sonden, die das auf Chromosom 5 vermutete (Tumor)-Suppressorgen flankieren, verifiziert werden (Bodmer et al. 1987, Leppert et al. 1987, Okamoto et al. 1988). Beim Einsatz dieser Chromosom-5-spezifischen DNA-Sonden konnte ebenfalls in 23% der untersuchten sporadischen Kolonkarzinome ein solcher Genverlust nachgewiesen werden (Solomon et al. 1987) (Abb. 4). Daher dürfte dem vermuteten Gen auf Chromosom 5 nicht nur eine Schlüsselrolle bei der Entstehung der Polyposis coli und der anschließenden malignen Entartung, sondern auch allgemein eine zentrale Bedeutung bei der Entstehung des Kolonkarzinoms zukommen. Bei der Suche nach weiteren Genverlusten konnte am zweithäufigsten bei der Polyposis coli ein solcher Verlust auf Chromosom 22 nachgewiesen werden (Abb. 5).

Eine der vorrangigsten und wichtigsten Aufgaben in der Tumorforschung wird es sein, sowohl das vermutete (Tumor)-Suppressorgen auf Chromosom 5 als auch die anderen vermuteten (Tumor)-Suppressorgene molekularbiologisch näher einzugren-

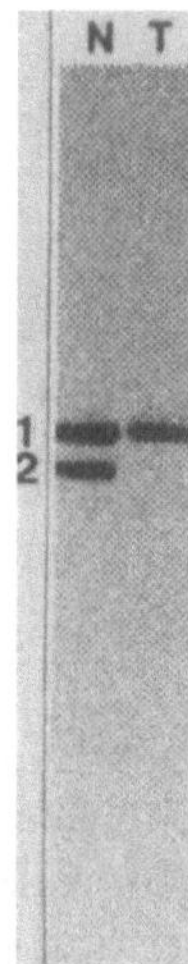

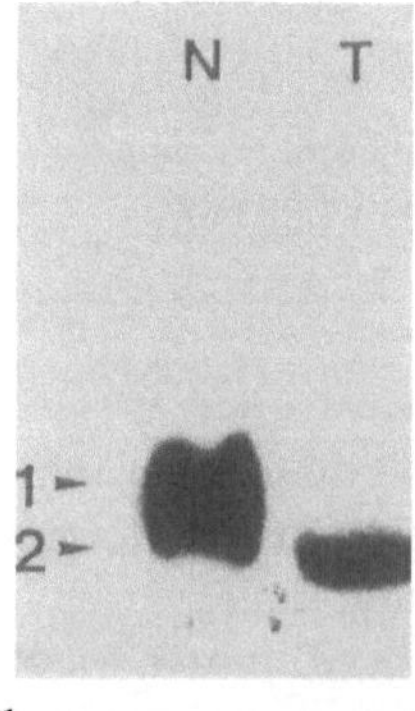

Abb. 5. Allelverlust auf Chromosom 22 (Southern-blot Autoradiographie). *N* DNA aus Lymphozyten; *T* DNA aus Kolonkarzinom desselben Patienten

Abb. 4. Allelverlust auf Chromosom 5 (Southern-blot-Autoradiographie). *N* DNA aus normaler Kolonschleimhaut; *T* DNA aus Kolonkarzinom desselben Patienten mit familiärer Polyposis coli

zen, zu identifizieren und ihre Sequenz zu entschlüsseln. Sicherlich läßt sich mit genauer Kenntnis der Genprodukte auch an deren therapeutischen Einsatz denken als wirksame Ergänzung der bisherigen Therapiemaßnahmen.

Literatur

Adamson ED (1987) Oncogenes in development. Development 99:449–471

Bodmer WF, Bailey CJ, Bodmer J et al. (1987) Localization of the gene for familial adenomatous polyposis on chromosome 5. Nature 328:614–616

Bos JL, Fearon ER, Hamilton SR, Verlaan-de Vries N, van Boom JH, van der Eb AJ, Vogelstein B (1987) Prevalence of ras gene mutations in human colorectal cancers. Nature 327:293

Burt RW, Bishop DT, Cannon LA, Dowdle MA, Lee RG, Skolnick MH (1985) Dominant inheritance of adenomatous colonic polyps and colorectal cancer. N Engl J Med 312:1540–1544

Cavenee WK, Koufos A, Hansen MF (1986) Recessive mutant genes predisposing to human cancer. Mutation Res 168:3–14

Comings DE (1973) A general theory of carcinogenesis. Proc Natl Acad Sci USA 70:3324–3328

Friend SH, Dryja TP, Weinberg RA (1988) Oncogenes and tumor-suppressing genes. N Engl J Med 318:618–622

Herrera L, Kakati S, Gibas L, Pietrzak E, Sandberg AA (1986) Gardner syndrome in a man with an interstitial deletion 5q. Am J Hum Genet 25:473–476

Klein G (1987) The approaching era of the tumor suppressor genes. Science 238:1539–1544

Klinger HP (1982) Suppression of tumorigenicity. Cytogenet Cell Genet 32:68–84

Knudson AG (1985) Hereditary cancer, oncogenes, and antioncogenes. Cancer Res 45:1437–1443

Leppert M, Dobbs M, Scambler P et al. (1987) The gene for familial polyposis coli maps to the long arm of chromosome 5. Science 238:1411–1413

Lynch HT (1967) Hereditary factors in carcinoma. Springer, Berlin Heidelberg New York

Okamoto M, Sasaki M, Sugio K et al. (1988) Loss of constitutional heterozygosity in colon carcinoma from patients with familial polyposis coli. Nature 331:273–277

Seeger RC, Brodeur GM, Sather H, Dalton A, Siegel SE, Wong KY, Hammond D (1986) Association of multiple copies of the N-myc oncogene with rapid progression of neuroblastomas. N Engl J Med 313:1111–1116

Sibbitt WL (1988) Oncogenes, normal cell growth, and connective tissue disease. Ann Rev Med 39:123–133

Slamon DJ, Clark GM, Wong SG, Levin WJ, Ullrich A, McGuire WL (1987) Human breast cancer: correlation of relapse and survival with amplification of the HER-2/neu oncogene. Science 235:177–182

Solomon E, Voss R, Hall V et al. (1987) Chromosome 5 allele loss in human colorectal carcinomas. Nature 328:616–619

Weissman BE, Saxon PJ, Pasquale SR, Jones GR, Geiser AG, Stanbridge EJ (1987) Introduction of a normal human chromosome 11 into a Wilm's tumor cell line controls its tumorigenic expression. Science 236:175–180

Diskussion

Matek: Vielen Dank. Die Genetik und die genetischen Veränderungen sind ja für den Nichtfachmann sehr schwer zu verstehen. Trifft die einfache Version zu, daß die Bereitschaft, ein Adenom zu entwickeln, geerbt wird, und die Bereitschaft zur malignen Umwandlung erworben wird? Kann man das vom Genetischen her so unterstützen?

Blin: Auf einige Fälle trifft das sicherlich zu, aber nicht allgemein. Vom Vererbungsmodus her kann man folgendes sagen: Der größte Teil der Kolonkarzinome ist sicherlich sporadisch entstanden. Wir wissen aber: damit es überhaupt zur Entstehung kommt, muß eine gewisse genetische Disposition vorgelegen haben. Vorwiegend sind für die Entstehung eines Kolonkarzinoms Umweltnoxen ausschlaggebend. Damit diese auch wirksam werden können, muß eine gewisse genetische Disposition vorliegen; denken Sie an Metabolierungsvorgänge und Carriermechanismen usw. Sie finden beim Kolonkarzinom auch klassische Erbgänge, wie bei der Adenomatosis coli. Das ist für bestimmte Familien beschrieben worden. Oder es kommt aufgrund bestimmter Vorerkrankungen, die einen genetischen Background haben, zur Bildung von Kolonkarzinomen. Gerade für das Letztgenannte trifft dieses einfache Schema sicherlich zu.

Hermanek: Zu den erwähnten Krebsfamilien: Sind in diesem Kreis Patienten aus Krebsfamilien oder Krebsfamilien bekannt? Wer hat denn eigentlich sowas je gesehen?

Ewe: Das gibts.

Hermanek: Wieviele haben Sie gesehen? Eine oder zwei Krebsfamilien?

Ewe: Ich würde sagen, mehrere.

Gnauck: Ich würde Sie gerne fragen: Mit welchem zeitlichen Vorlauf kann man denn rechnen bis zur Entdeckbarkeit, bis zur Nutzung womöglich in der Früherkennung? Nicht zeitlicher Vorlauf im individuellen Fall.

Blin: Es gibt einwandfreie Methoden zur Früherkennung ...

Gnauck: Nein, wieviel Zeit zwischen dem Auftreten einer, sagen wir Mutation bis hin zu einem erfaßbaren Tumor vergeht.

Blin: Das können Jahre sein, Jahrzehnte. Je nach Fall. Bei der familiären Poliposis coli ist das frühzeitige Auftreten schon im jugendlichen und frühen Erwachsenenalter und die Bildung von Kolonkarzinomen gerade das Charakteristische. Dort können wir davon ausgehen, daß bereits mit der Geburt eine vererbte Mutation mitgegeben wurde. Kommt dann eine zweite Mutation dazu, die wahrscheinlich sehr früh erfolgen kann, dann kommt es zur Tumorbildung. Bei den sporadischen Kolonkarzinomen muß die Mutation im Laufe des Lebens entstehen, die zweite kommt dann erst dazu, so daß da sicherlich die Zeitdauer viel, viel größer ist. Das erklärt das frühzeitige Auftreten von Kolonkarzinomen bei den genetisch bedingten Vorerkrankungen. Aber Sie sagten, Sie sähen keinen Zusammenhang zwischen der Adenomatose und dem Kolonkarzinom, das können wir aufgrund der neuesten molekulargenetischen Daten gerade nicht bestätigen. Es spricht einiges dafür, daß das gleiche Gen (es sind mehrere Gene beteiligt), eines, das eine zentrale Bedeutung hat, für beide die gleiche Rolle spielt. Insofern findet man schon den Zusammenhang zwischen den beiden Erkrankungen.

Gnauck: Ich wollte noch darauf hinweisen, daß zu diesem Thema „Dickdarmkrebs und Genetik" und auch zu dem nächsten, „Ernährung und Dickdarmkrebs" die

WHO-Gruppe in New York unter der Führung von Herrn Winaver Monographien vorbereitet, die sehr interessant sind.

Matek. Wird sich irgendein Test ergeben, ein genetischer Test zur Identifizierung von Risikopersonen, und wenn ja, was würde er kosten?

Blin: Es ist sehr wahrscheinlich, daß so etwas kommen wird. Zumindest, daß wir in gewisser Weise eine Risikoabschätzung geben können. Es ist schwer zu sagen, wie lange das dauert, aber aufgrund der rasanten Entwicklung, die zur Zeit in der Molekulargenetik abläuft, kann man schon mit einem kurzen Zeitraum rechnen. Bis dato haben wir vor allem radioaktive Markierungsmethoden. Im Moment ist man dabei, nichtradioaktive Markierungsmethoden zu entwickeln, so daß es für jede Klinik einfach wird, solche Tests durchzuführen. Es gibt dann praktische Standardkits, so daß es auch nicht sehr teuer werden wird, diese als Massenscreening einzusetzen.

Gnauck: Und wo kriegt man die Zellen her?

Blin: Die haben wir von der Chirurgie und der Pathologie bekommen.

Gnauck: Ich meine, muß man eine Punktmutation im Darm finden, oder kann man Lymphozyten nehmen?

Blin: Um molekulare Mechanismen zu verstehen, müssen wir an den Tumor ran, das ist klar, denn die Mukosa ist das Ausgangsgewebe. Sie ist besonders interessant für uns, weil wir vom gleichen Patienten das gesunde Ausgangsgewebe wie auch den Tumor bekommen. Aber sicherlich wird es dann möglich sein, aus Lymphozyten solche Tests zu entwickeln, die uns zeigen: dieser Patient ist besonders gefährdet für die und die Umweltnoxen, oder seine Reparatursysteme sind nicht so ausgeprägt, so daß er sich besonders schützen muß. Das wird sicherlich kommen.

Pott: Haben Sie denn eine Übereinstimmung von normaler Kolonmukosa und Tumormaterial?

Blin: Das haben wir nicht.

Pott: Weil Sie eben sagten, Sie haben Tumor- und normale Schleimhaut, oder habe ich sie da eben mißverstanden?

Blin: Wir untersuchen den Tumor und das gesunde Ausgangsgewebe, die Mukosa des gleichen Patienten. Und wenn wir da Unterschiede finden, dann können wir sagen, die sind tumorspezifisch.

Pott: Wie wollen Sie das denn als Screening bei asymptomatischen oder gesunden Leuten einsetzen? Sie müssen ja da immer den Nachweis im Adenom oder im Tumor bringen oder?

Blin: Ich kann Ihnen das folgendermaßen erklären: Wenn wir wissen, wie z.B. die Metabolisierungsprozesse in der Zelle ablaufen, wie die Gene gesteuert werden – gerade Karzinogene werden ja erst häufig aktiv im Körper, wenn sie metabolisiert werden – oder wie die Mechanismen der DNA-Reparatur, also der Reparatur der Erbsubstanz sind, dann werden wir auch sagen können, ob ein Patient da Mängel oder Fehler zeigt. Dann können wir sagen, ein Patient hat ein hohes Risiko unter der Belastung durch karzinogene Noxen. Hierfür wird sicher ein Test entwickelt werden können.

Gnauck: Ich wollte das Letzte nur bestätigen. Daran wird in den USA tatsächlich sehr hart gearbeitet. Es gibt da Leute, Biochemiker, die glauben, daß in absehbarer Zeit jeder Test auf Blut im Stuhl überflüssig werden wird durch solche Testkits. Sie könnten in der Rektumschleimhautbiopsie vorhersagen, ob ein hohes Risiko für Polyp oder Karzinom irgendwo im Dickdarm besteht. Das ist aber natürlich Zukunftsmusik, obwohl viele glauben, daß es in 2 Jahren soweit ist.

Blin: Sie stellten ja die Frage nach den Kosten. Gerade dieser Punkt ist schwierig zu beantworten, wenn man sich noch auf der Ebene der Grundlagenforschung bewegt. Zwei Jahre, dem würde ich widersprechen, das ist typisch amerikanische Euphorie. Aber ich würde schon sagen, daß innerhalb der nächsten 5–10 Jahre diese Methoden immer breiter etabliert werden können. Um überhaupt einen lockeren Vergleich zu bieten auch im Hinblick auf die Preise: Wir benutzen ja die humane DNA aus den Lymphozyten schon, z. B. in der Vaterschaftsdiagnostik, wenn die klassischen serologischen Verfahren uns nicht mehr weiterbringen, etwa bei Inzestfällen. Ich würde sagen, daß uns ein Test in dieser Art pro Person etwa 100–200 DM kostet. Das wird sicherlich preislich in den Keller rutschen, wenn es eine größere Zahl von Abnehmern gibt. Wenn also Firmen sich dafür interessieren, das en gros in Kits zu produzieren.

Hermanek: Die Pathologen haben seit 30, 40 Jahren theoretisch immer das Postulat erhoben, daß Kolonkarzinom und Adenom nur in einer besonders gearteten Mukosa entstehen, der sog. Backgroundmukosa. Auf diesem Gebiet wurden seit zig Jahren verschiedenste Methoden angewandt, zuletzt die histochemischen Methoden von Frau Felipe (Mukosubstanzenanalyse etc.), und sie haben bisher praktisch zu keinem Ergebnis geführt. Mit einer vielleicht kleinen Ausnahme: Ein paar Japaner haben sich die maßlose Arbeit gemacht, Schleimhaut vom Karzinompatienten und Schleimhaut von Nichtpolypen- und Nichtkarzinomträgern vergleichend in Serienschnitten, und zwar in lückenlosen Serienschnitten zu analysieren und danach zu suchen, wie oft denn hier uni- oder oligokryptale Adenome vorkommen. In diesen Untersuchungen, natürlich an wenigen Patienten, bestätigte sich der Verdacht, daß tatsächlich beim Karzinompatienten und beim Adenomträger die nur durch diese subtile Methode erkennbaren uni- oder oligokryptalen Adenome gehäuft vorkommen. Es gibt Zahlen, daß man mindestens, glaube ich, 20 pro mm^2 finden kann. Aber das sind natürlich so extrem aufwendige Untersuchungen, daß wir hier nicht weiterkommen. Ich glaube, daß es zur weiteren Erforschung dieser Backgroundmukosa neue Methoden der Immunhistochemie gibt, die Erfolg versprechen und die auch im Aufwand nicht so gewaltig sind, Differenzierungsantigene und ähnliches. Und natürlich stimme ich Ihnen voll zu, daß die molekularbiologische Untersuchung der Mukosa die Zukunft ist. Ich glaube, daß hier eher das Schwergewicht zur Erfassung der Risikopatienten liegen muß als in der systematischen Untersuchung der Rektummukosa auf Backgroundveränderung.

Blin: Wenn Sie eine Extrapolation in die Zukunftsmusik haben wollen: Die Gene zu untersuchen ist recht aufwendig und auch sicherlich nicht für jedes Labor machbar. Wenn wir die Genprodukte haben und die entsprechenden Antikörper kennen, dann können Sie wieder zurück zu den inzwischen klassischen Methoden der Histochemie oder Immunhistochemie. Das ist also praktisch nur ein Untersuchungszwischenstadium, und wir können uns vorstellen, daß wir dann durch die Proteine etwas über die Zusammensetzung der Mukosa oder Zellen selbst erfahren können.

Ernährung und Dickdarmkarzinom – Eine epidemiologische Betrachtung *

H. Boeing

Vermutlich haben Umwelt und Lebensweise einen wesentlichen Einfluß auf das Krebsgeschehen beim Menschen (Doll u. Peto 1981). Regionale Differenzen, zeitliche Trends im Auftreten bestimmter Krebslokalisationen sowie Angleichungsprozesse von Emigrantenbevölkerungen an die Krebsinzidenz und -mortalität im Gastland begründen eine solche Sichtweise. In Veröffentlichungen über die regionale Verteilung und zeitliche Entwicklung der Inzidenz und Mortalität des Dickdarmkarzinoms wird erkennbar, daß insbesondere in den westlichen Ländern bzw. Ländern, die sich dem westlichen Lebensstil angepaßt haben, die Inzidenz des Dickdarmkarzinoms vergleichsweise hoch und z.T. noch im Steigen begriffen ist (Schottenfeld u. Winawer 1982). In der Bundesrepublik flachte der in den 60er und 70er Jahren beobachtete altersbereinigte Anstieg der Dickdarmkarzinomraten um 1980 ab. Seitdem weist insbesondere die Mortalität eine fallende Tendenz auf (Statistisches Amt des Saarlandes 1987; N. Becker, persönl. Mitteilung 1988).

Für das Dickdarmkarzinom muß als wesentlicher Risikofaktor aus dem Bereich der Umwelt die Ernährungsweise in Betracht gezogen werden. Einer der Gründe für diese Annahme ergibt sich aus der anatomischen Lage des Dickdarms am Ende des Verdauungstrakts und aus dessen physiologischer Rolle im Gesamtorganismus. Hinzu kommt, daß seitens der ätiologisch ausgerichteten Krebsforschung verschiedene Mechanismen hypothesenhaft diskutiert werden, in der oft die Ernährung eine entscheidende Rolle spielt (Tollefson 1986).

Stufen der epidemiologischen Argumentation

Die Bewertung von epidemiologischen Studien hinsichtlich einer kausalen Beziehung zwischen Ernährungsfaktoren und kolorektalem Karzinom sollte den Stufen der epidemiologischen Argumentation folgen. Die der Epidemiologie zur Verfügung stehenden verschiedenen Studienformen (Tabelle 1) müssen aufgrund ihres Studienansatzes verschieden bewertet werden, wenn daraus eine kausale Beziehung abgeleitet werden soll. Experimentelle Studien wie Interventionsstudien (klinische Vergleichsstudien) haben Vorrang vor Studien, die rein beobachtend sind. Von den letzteren wiederum sind Studienformen, die auf der Expositionsbestimmung von Individuen beruhen, den ökologischen Assoziationsstudien oder ökologischen Fallstudien vorzuziehen. Wegen der generellen Möglichkeit eines Einflusses der Bezugser-

---

* Herrn Dr. H. Wiebelt danke ich für seine wertvollen Kommentare und Bemerkungen.

Tabelle 1. Studienformen in der Ernährungsepidemiologie und ihr Beitrag zur Evidenz einer Beziehung

Evidenz	Studienform

Gering

Beobachtende Studienformen

Ohne Bestimmung der Exposition des Individuums:
- ökologische Fallstudien
- ökologische Korrelationsstudien
Nachteil: Es kann nicht überprüft werden, ob Krankheit und Exposition bei den Individuen zusammen auftreten

Mit Bestimmung der Exposition des Individuums:
- Fall-Kontroll-Studien
- Kohortenstudien
Nachteil: Die Variationsbreite der Exposition kann in der untersuchten Bevölkerung nicht vorhanden sein

Experimentelle Studienformen
- Interventionsstudien

Groß

---

krankung auf die Informationsgewinnung zurückliegender Expositionen sind prospektive Kohortenstudien den retrospektiv angelegten Fall-Kontroll-Studien wiederum bei der Bewertung eines Risikos vorzuziehen. Eine solche Abstufung ist jedoch nur dann sinnvoll, wenn die jeweiligen Studien sauber durchgeführt wurden und keinen Anlaß zu methodischer Kritik geben.

Metabolische Epidemiologie

Die epidemiologische Krebsforschung im Ernährungsbereich hat sich in den letzten Jahren im wesentlichen darauf beschränkt zu untersuchen, welche alimentär zugeführten Nahrungsmittel bzw. darin enthaltene Nährstoffe einen Einfluß auf die Krebsentstehung haben. Das Nahrungsmittel war Ausgangspunkt der Betrachtung, die Erkrankung der Endpunkt. Bei dieser Betrachtungsweise wird der Stoffwechsel der Nahrungsbestandteile im Organismus außer acht gelassen; Forschungsergebnisse aus anderen Wissensgebieten wie der experimentellen Krebsforschung dienen der Interpretation der jeweiligen vorgefundenen Zusammenhänge zwischen Ernährung und Krankheit. Eine genauere Kenntnis des Einflusses von Nahrungsbestandteilen auf die Krebsentstehung beim Menschen könnte erzielt werden, wenn zusätzliche Informationen über die Zwischenschritte in der Kette von der Nahrungsaufnahme bis zum Auftreten der Erkrankung vorlägen. Gerade beim Dickdarmkarzinom liegen günstige Voraussetzungen vor, diese Zwischenschritte zu untersuchen, da der Inhalt des Darmlumens und das Darmlumen selbst prinzipiell einer Untersuchung zugänglich sind, z. B. durch den ausgeschiedenen Kot oder endoskopische Untersuchungen.

Die Untersuchung der näheren Wirkung einzelner Nahrungskomponenten auf Stoffwechselparameter im Darmlumen könnte daher in epidemiologische Studienansätze einbezogen werden. Dadurch ließe sich die Wirkung von Ernährungsweisen näher charakterisieren und eventuell besser als bisher interpretieren. Eine zusammenfassende Darstellung dieser speziellen epidemiologischen Forschungsausrichtung und Ergebnisse für das Kolonkarzinom finden sich bei Schiffman (1986). Für einen solchen Studienansatz wird im Englischen der Begriff „metabolic epidemiology" benutzt.

Epidemiologische Befunde zur Beziehung zwischen Fett- und Ballaststoffaufnahme und Dickdarmkarzinom

Die Integration von Ergebnissen der verschiedenen epidemiologischen Ansätze im Bereich „Ernährungsfaktoren und kolorektales Karzinom" soll beispielhaft an den Faktoren „Fett" und „Ballaststoffe" dargestellt werden. Im Gegensatz zu vielen anderen Übersichtsartikeln werden hier beide Faktoren simultan betrachtet und mit einem Wirkungsmechanismus in Verbindung gebracht.

Beide Faktoren wurden zunächst durch Fallstudien oder Assoziationsstudien als die Faktoren identifiziert, die in der Ätiologie des Kolonkarzinoms eine Rolle spielen könnten. Für Fett als Risikofaktor spricht ein auffälliger Zusammenhang von Fettverzehr und Mortalität an Kolonkarzinom bei internationalen Vergleichen. Die Ballaststoffe als protektiver Faktor kamen in die Diskussion, als Burkitt darauf hinwies, daß bei afrikanischen Bevölkerungen mit einem niedrigen Kolonkarzinomrisiko die täglich ausgeschiedene Stuhlmasse wesentlich größer ist als in den westlichen Ländern (Burkitt 1971).

Beide Faktoren waren immer wieder Gegenstand ausführlicher Erörterungen, da die Ergebnisse epidemiologischer Studien nicht konsistent sind. So zeigt eine Aufstellung von Korrelationsstudien, daß Fett zwar bei einem Vergleich auf Länderebene mit der Kolonkarzinomrate positiv assoziiert ist, sich jedoch häufig keine Assoziation bei einem Vergleich innerhalb eines Landes finden läßt (Tabelle 2). Ein ähnlich konträres Bild zeigen die ökologischen Assoziationsstudien für die Ballaststoffaufnahme (Tabelle 3). Während hier im internationalen Vergleich die Aussagen divergieren, wurde insbesondere bei einem Vergleich von Ballaststoffaufnahme und Kolonkarzinomraten innerhalb einer geographisch enger abgegrenzten Region ein protektiver Effekt eines erhöhten Ballaststoffkonsums gefunden. Eine sorgfältig durchgeführte Studie des Internationalen Krebsforschungszentrums (IARC) in Lyon konnte zeigen, daß sich die Bevölkerungen Skandinaviens in den Regionen mit hoher bzw. niedriger Kolonkrebsinzidenz in ihrer Fettaufnahme nicht unterscheiden, jedoch signifikante Unterschiede in der Ballaststoffaufnahme bestehen (Jensen et al. 1982).

Ebenso inkonsistent sind die Ergebnisse von Fall-Kontroll-Studien oder Kohortenstudien bezüglich der Einflußfaktoren Fett- und Ballaststoffaufnahme. Bei diesen Studienformen wird der jeweilige Expositionsstatus der Teilnehmer explizit bestimmt. Man geht davon aus, daß mit solchen Studienformen in den untersuchten Regionen für individuenbezogene Verhaltensweisen – soweit sie mit dem Erhebungsinstrumentarium erfaßbar sind – ein erhöhtes oder erniedrigtes Kolonkarzinomrisiko erkannt werden kann. Eine wesentliche Voraussetzung für dieses „Erkennen" von Risikofak-

Tabelle 2. Ökologische Korrelationsstudien zwischen Fettaufnahme und Kolonkarzinom. (Nach Kolonel 1987)

Autor	Untersuchte Population	Assoziation
	International	
Draser und Irving 1973	37 Länder	+
Howell 1975	37 Länder	+
Armstrong und Doll 1975	23 Länder (Inzidenz)	+
	32 Länder (Mortalität)	+
Knox 1977	20 Länder	+
McKeown–Eyssen und Bright–See 1984	38 Länder	+
	Regional	
Hirayama 1979	29 Gesundheitsbezirke in Japan	+
Engstrom 1975	48 Staaten der USA	o
Bingham et al. 1979	9 Regionen in GB	o
McMichael et al. 1979	4 Länder	o
	Spezielle Gruppen	
Lyon und Sorensen 1978	Mormonen/Nicht-Mormonen in Utah	o
Kinlen 1982	Nonnen in GB	o
Kolonel 1981	Polynesier in Hawaii	o
Smith et al. 1985	Polynesier in Neu Seeland	o
Kolonel et al. 1985	Japanische Emigranten in Hawaii	o

+ Positiver Zusammenhang.
o Kein Zusammenhang.

Tabelle 3. Ökologische Fallstudien und ökologische Korrelationsstudien zur Beziehung von Ballaststoffen oder ballaststoffreichen Lebensmitteln und Kolonkarzinomerkrankungen. (Nach McKeown–Eyssen 1987)

	Ballast-stoffe	Getreide	Gemüse	Autor
Weltweite Vergleiche auf Länderbasis	–	–	o	McKeown–Eyssen und Bright–See 1984
		–	o	Knox 1979
		–	o	Maruchi et al. 1977
		–	o	Armstrong und Doll 1977
		–	o	Howell 1975
	o[a]			Draser und Irving 1973
	o[a]			Liu et al. 1979
Vergleiche von Regionen eines Landes	–		–	Bingham et al. 1979
		o	o	Maruchi et al. 1977
		–	–	Blot et al. 1976
Fallstudien	–	–	o	Jensen et al. 1982

[a] Index aus ballaststoffreichen Lebensmitteln.
– Negativer Zusammenhang.
o Positiver Zusammenhang.

Tabelle 4. Individuenbezogene epidemiologische Studien zum Kolonkarzinom mit simultaner Bestimmung der Fett- und Ballaststoffaufnahme

Fettaufnahme	Ballaststoff-aufnahme	Autor	Fallzahl
+	o	Jain et al. 1980	348
+	o	Bristol et al. 1985	50
o	(−)	Marquart–Moulin et al. 1986	399
o	(+)	Potter and McMichael 1986	419
(+)	(−)	Lyon et al. 1987	246
+	−	Kune et al. 1987	715

o Kein Zusammenhang.
+ Positiver Zusammenhang.
− Negativer Zusammenhang.
( ) Zusammenhang, aber nichtsignifikant oder in Untergruppen.

toren ist dabei eine ausreichende Variationsbreite der Ernährungsweise in der untersuchten Population. Eine solche Variation kann jedoch für manche Nährstoffe – insbesondere für Fett – nicht immer unterstellt werden und hat daher Anlaß zu einer grundsätzlichen Kritik dieser Studienformen im Ernährungsbereich gegeben.

Eine Möglichkeit, die verwirrenden epidemiologischen Befunde neu zu ordnen, besteht in einer gleichzeitigen Betrachtung beider Einflußfaktoren. In Tabelle 4 sind einige der individuenbezogenen Untersuchungen zusammengestellt, in denen Fettaufnahme und Ballaststoffkonsum simultan erhoben wurden. Es sind ausschließlich Fall-Kontroll-Studien. Die Zusammenstellung umfaßt relativ wenige Studien, da in vielen bisher publizierten epidemiologischen Studien immer nur einer der hier diskutierten Einflußfaktoren erfaßt wurde. Wie Tabelle 4 zeigt, wird das Bild bezüglich des Risikofaktors Fettaufnahme bzw. des protektiven Faktors Ballaststoffkonsum insofern erhellender gegenüber der einseitigen Betrachtung der Einzelfaktoren, da sich bis auf die Studie von Potter und McMichael zumindest einer der beiden Faktoren als Risiko- bzw. protektiver Faktor zeigt. Dies bedeutet, daß ein Teil der Kolonkarzinomfälle in den untersuchten Regionen entweder durch einen erhöhten Fett- oder erniedrigten Ballaststoffkonsum bedingt sein könnte. Es existieren auch eine Reihe von individuenbezogenen epidemiologischen Studien, in denen bestimmte Lebensmittelgruppen, die wichtige Träger von Fett und Ballaststoffen sind, wie Fleisch, Getreide und Gemüse, gleichzeitig hinsichtlich ihres Einflusses auf die Entstehung eines Kolonkarzinoms untersucht wurden (Tabelle 5). Es zeigt sich, daß in vielen Studien zumindest einer der untersuchten Faktoren in Erscheinung getreten ist, nämlich Fleisch als Risikofaktor bzw. Gemüse als protektiver Faktor. Getreide erscheint unter den betrachteten Gegebenheiten weder als Risiko- noch als protektiver Faktor.

Tabelle 5. Individuenbezogene epidemiologische Studien zum Kolonkarzinom mit simultaner Bestimmung der Fleisch-, Getreide- und Gemüseaufnahme. (Nach Kolonel 1987, McKeown Eyssen 1987 und eigenen Erhebungen)

Lebensmittel			Autor	Fallzahl
Fleich	Getreide	Gemüse		
o	o		Higginson 1966	207
+	+	+	Haenzel et al. 1973	179
(+)	−	−	Bjelke 1973 (Norwegen)	278
o	−	−	Bjelke 1973 (Minnesota)	373
o		−	Modan et al. 1975	198
o		−	Graham et al. 1978	256
o	+	−	Haenzel et al. 1980	588
−	−	o	Hirayama 1981	726
(+)	+	o	Miller et al. 1983	348
+	o	−	Manousos et al. 1983	100
o	o	o	Phillips und Snowdon 1985	182
(+)	o	−	Marquart−Moulin et al. 1986	399
o	o	−	Kune et al. 1987	715
+	o	−	La Vecchia et al. 1988	163

o Kein Zusammenhang.
+ Positiver Zusammenhang.
− Negativer Zusammenhang.
( ) Zusammenhang, aber nichtsignifikant oder in Untergruppen.

Wirkungsmechanismus: Sekundäre Gallensäuren

Diese epidemiologischen Befunde deuten auf einen Mechanismus hin, der sowohl über die Fett- als auch über die Ballaststoffaufnahme beeinflußt werden kann. Tatsächlich gibt es eine solche, beide Einflußfaktoren umfassende Wirkungshypothese. Man vermutet, daß eine erhöhte Fettzufuhr die Produktion und Ausschüttung von Gallensäuren stimuliert (Abb. 1). Die Gallensäuren als Bestandteil der Galle werden für die Fettresorption benötigt. Sie werden bis zu 98% im Darm resorbiert und unterliegen einem enterohepatischen Kreislauf mit 6–10 Durchläufen pro Tag. Nur ein geringer Teil der mit der Galle ausgeschiedenen Gallensäuren (200–500 mg) gelangt in die unteren Darmabschnitte. Dort werden diese primären Gallensäuren, in der Hauptsache taurin- oder glycingebundene Cholsäure und Chenodesoxycholsäure, bakteriell zu den sekundären Gallensäuren umgewandelt. Die wichtigsten Umwandlungsprodukte heißen Desoxycholsäure oder Lithocholsäure. Beide erweisen sich als kokarzinogen (Narisava et al. 1974; Silverman u. Andrews 1977; Cohen et al. 1980; Martin et al. 1981; Wilpart et al. 1983).

Den Ballaststoffen wird ein anderer Wirkungsmechanismus im Gallensäurenstoffwechsel zugesprochen. Durch eine Vergrößerung der Stuhlmenge oder durch die verstärkte Absorption von Gallensäuren in die Ballaststoffmatrix kann ein Verdünnungseffekt in den unteren Darmabschnitten stattfinden und somit die Angriffsmöglichkeit von Gallensäuren am Darmlumen reduziert werden.

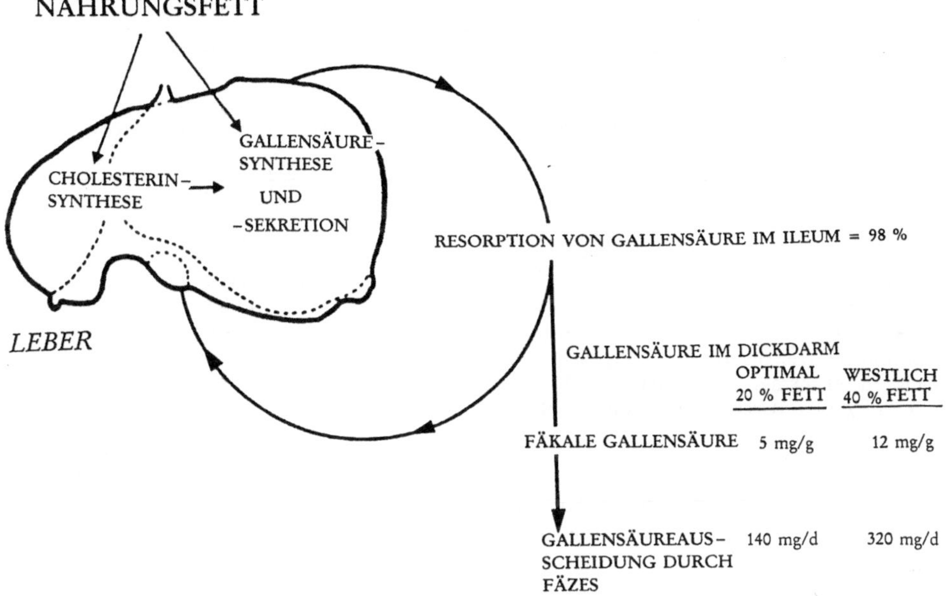

Abb. 1. Der vermutete Einfluß vom Nahrungsfett auf den Gallensäurenstoffwechsel. (Modifiziert nach Wynder 1985)

Tabelle 6. Die Beziehung zwischen Ernährungsweisen und Parametern des Gallensäurenstoffwechsels. (Nach Hill 1986)

Ernährungsweise	Gallensäurenstoffwechsel	
	Verlust über den Darm	Konzentration
Fett ↑	+	+
Eiweiß ↑	o	o
Stärke und raffinierte Kohlenhydrate ↑	o	o
Ballaststoffe ↑		
Weizenkleie	o	−
Haferkleie	+	+
Rohrzuckerkleie	+	o
Zellulose	o	−
Guar	+	+
Pektin	+	+
Lactulose u. a.	o	−

Beobachtungen aus dem experimentellen und epidemiologischen Bereich stützen diese Wirkungshypothese. Es liegen Ergebnisse aus detaillierten Untersuchungen über den Einfluß von Nahrungsfaktoren auf den Gallensäurenstoffwechsel vor (Tabelle 6). Bei diesen Untersuchungen wurde deutlich, daß insbesondere die Ballaststoffe heterogene Substanzen mit unterschiedlicher Wirkung sind. Reddy und seine Arbeitsgruppe konnten in Cross-over-Versuchen zeigen, daß sowohl durch eine erhöhte Fettauf-

Tabelle 7. Effekte von fett- und faserreicher Diät im Cross-over-Versuch ($n = 15$) auf die Ausscheidung von Gallensäuren. (Nach Reddy 1981; Reddy et al. 1987)

	mg/g Trockenmasse (Stuhl)			
	Normale westl. Kost		Fettreiche Kost (+25 %)	Faserreiche Kost (+11 g Kleie/Tag)
Cholsäure	0,24[a]	0,2[b]	0,2	0,28
Chenodesoxycholsäure	0,30	0,2	0,2	0,22
Desoxycholsäure	3,62	3,4	5,3*	1,81*
Lithocholsäure	3,24	2,9	4,7*	1,41*
Gesamtgallensäuren	9,20	9,6	14,3*	4,60*

[a] Versuch mit faserreicher Kost (Reddy et al. 1987).
[b] Versuch mit fettreicher Kost (Reddy 1981).
* Signifikant ($p < 0,05$) verschieden von der Normalkost.

nahme als auch eine erhöhte Ballaststoffaufnahme insbesondere die Konzentration der kokarzinogenen sekundären Gallensäuren verändert werden kann (Tabelle 7).

Primäre Präventionsmaßnahmen

Die Beobachtungen von Reddy et al. und anderen Arbeitsgruppen geben Anlaß zu der Vermutung, daß für die Prävention des kolorektalen Karzinoms nicht nur eine Strategie in Betracht gezogen werden muß, sondern daß vielleicht verschiedene Möglichkeiten existieren, die jeweils zum gleichen Ziel führen. Die Zusammenstellung der Ergebnisse aus individuenbezogenen Studien von Tabelle 4 und Tabelle 5 zeigt an, daß in der Regel einer der beiden Faktoren in einer Bevölkerung wirksam gewesen ist. Diese Beobachtung bestärkt wiederum den vermuteten Wirkungsmechanismus unter Einschluß des Gallensäurenstoffwechsels, der bei einer Einzelbetrachtung der Risikofaktoren zumindest in dieser Deutlichkeit nicht zutage getreten wäre.

Die Existenz eines solchen Wirkungsmechanismus bietet auch Hinweise für Präventionsmaßnahmen, die alternativ oder ergänzend zu Maßnahmen zu sehen sind, die sich auf die bisher diskutierten Faktoren beziehen. Eine interessante Hypothese, die zentral bei den Gallensäuren ansetzt, hält das Verseifen der sekundären Gallensäuren durch alimentär zugeführtes Kalzium für einen möglichen präventiven Ansatzpunkt (Newmark et al. 1984). Experimentelle Studien haben einen protektiven Einfluß von Kalzium nachweisen können (Wargovich et al. 1984; Bird et al. 1986; Buset et al. 1986). Daraus folgt jedoch nicht, daß in epidemiologischen Studien Kalzium als protektiver Faktor in Erscheinung treten muß, da auf den Wirkungsmechanismus über die Gallensäuren noch andere Nahrungsfaktoren einwirken und diese die Gallensäurenzusammensetzung im Darmlumen bei einer normalen Aufnahme von Kalzium hauptsächlich bestimmen.

Gallensäurenderivate sind selber nicht karzinogen, sondern verstärken als kokarzinogene Substanzen den durch karzinogene Substanzen ausgelösten Prozeß. In der Diskussion über Risikofaktoren des Kolonkarzinoms und Präventionsstrategien sollte man daher auch ein Augenmerk auf die initiierenden Substanzen, d. h. die Substan-

Tabelle 8. Derzeit laufende prospektive Kohortenstudien und Interventionsstudien zur Beziehung von Ernährungsfaktoren und kolorektalem Karzinom

Prospektive Kohortenstudien
- American Nurses' Health Study (USA)
- Health Professional Follow-up Study (USA)
- Kalifornische 7-Tage-Adventisten-Studie (USA)
- „Limburg"-Studie (Niederlande)

Interventionsstudien (Polypenrekurrenz bei Polypektomiepatienten oder Patienten mit familiärer Polyposis)
- Studien mit Beta-Karotin, Retinol, Vitamin E, Vitamin C and Kalzium (geplant)

Interventionsstudien (Proliferationsrate)
- Kalzium (geplant)

---

zen, die den karzinogenen Prozeß auslösen, richten. Aus den Fäzes konnten bisher verschiedene Substanzgruppen isoliert werden, die genotoxische Eigenschaften besitzen (Kaul et al. 1987; Gupta et al. 1983; Schiffman 1986). Bisher ist aber nicht bekannt, in welchem Ausmaß die Bildung dieser Substanzen durch Ernährungsmanipulationen beeinflußt werden kann. Im Hinblick auf Präventionsmaßnahmen erscheint zum derzeitigen Zeitpunkt die Konzentration auf die promovierenden Mechanismen jedenfalls der erfolgversprechendere Weg.

Ausblick

Die nächsten Jahre werden für die weitere Hypothesenbildung bezüglich der Risikofaktoren des Kolonkarzinoms interessant, da von zwei Studienansätzen her wichtige Beiträge zur Evidenz einer kausalen Beziehung zu erwarten sind (Tabelle 8).

Sowohl die American Nurses' Health Study aus Boston als auch eine Studie mit 7-Tage-Adventisten in Loma Linda, Californien, stehen als prospektive Kohortenstudien vor dem Abschluß einer ersten statistischen Analyse. In beiden Studien wurde eine ausgiebige Erhebung des Ernährungsverhaltens vorgenommen, die eine sorgfältige Überprüfung bestehender Hypothesen aus den Ernährungsbereich zuläßt.

In mehreren Interventionsstudien wird am Modell der Polypenrekurrenz bei Polypektomiepatienten oder bei Patienten mit familiärer Polyposis die Wirkung verschiedener Vitamine und des Kalziums untersucht. Die Vitamine könnten als protektive Substanzen den Prozeß der Karzinombildung beeinflussen, obwohl deren genaue Wirkungsweise bisher nicht entschlüsselt werden konnte.

Literatur

Armstrong B, Doll R (1975) Environmental factors and cancer incidence and mortality in different countries, with special reference to dietary practices. Int J Cancer 15:617–631
Bingham S, Williams DRR, Cole TJ, James WPT (1979) Dietary fibre and regional large-bowel cancer mortality in Britain. Br J Cancer 40:456–463
Bird RP, Schneider R, Stamp D, Bruce WR (1986) Effect of dietary calcium and cholic acid on the proliferative indices of murine colonic epithelium. Carcinogenesis 7:1657–1661

Bjelke E (1973) Epidemiologic studies of cancer of the stomach, colon, and rectum; with special emphasis on the role of diet. Vol I–IV. University Microfilm International, Ann Arbor, MI

Blot WJ, Fraumeni JF, Stone BJ, McKay F (1976) Geographic patterns of large bowel cancer in the United States. J Natl Cancer Inst 57:1225–1231

Bristol JB, Emmet PM, Heaton KW, Williamson RCN (1987) Sugar, fat, and the risk of colorectal cancer. Br Med J 291:1467–1470

Burkitt DP (1971) Epidemiology of the cancer of the colon and rectum. Cancer 28:3–13

Buset M, Lipkin M, Winawer S, Swaroop S, Friedman E (1986) Inhibition of human colonic epithelial cell proliferation in vivo and in vitro by calcium. Cancer Res 46:5426–5430

Cohen BI, Raicht RF, Deschner FF, Takahashi M, Sarval AM, Fazzini E (1980) Effect of cholic acid feeding on N-Methyl-N-Nitrosourea induced colon tumors and cell kinetics in rats. J Natl Cancer Inst 64:573–578

Doll R, Peto R (1981) The causes of cancer. Quantitative estimates of avoidable risk of cancer in the United States today. J Natl Cancer Inst 66:1197–1308

Drasar BS, Irving D (1973) Environmental factors and cancer of the colon and breast. Br J Cancer 27:167–172

Enstrom JE (1975) Colorectal cancer and consumption of beef and fat. Br J Cancer 32:432–439

Graham S, Dayal H, Swanson M, Mittelman A, Wilkinson G (1978) Diet in the epidemiology of cancer of the colon and rectum. J Natl Cancer Inst 61:709–714

Gupta I, Baptista J, Bruce WR et al. (1983) Structures of fecapentaenes, the mutagens of bacterial origin isolated from human feces. Biochem 22:241–245

Haenzel W, Berg JW, Segi M, Kurihara M, Locke FB (1973) Large bowel cancer in Hawaiian Japanese. J Natl Cancer Inst 51:1765–1779

Haenzel W, Locke FB, Segi M (1980) A case-control study of large bowel cancer in Japan. J Natl Cancer Inst 64:17–22

Higginson J (1966) Etiological factors in gastrointestinal cancer in man. J Natl Cancer Inst 37:527–545

Hill MJ (1986) Microbes and human carcinogenesis, chapter 6: Cancer of the large bowel. Arnold, London, pp 62–107

Hirayama T (1979) Diet and cancer. Nutr Cancer 1:67–81

Hirayama T (1981) A large-scale cohort study on the relationship between diet and selected cancers of digestive organs. Banbury Report 7:409–429

Howell MA (1975) Diet as an etiological factor in the development of cancers of the colon and rectum. J Chron Dis 28:67–80

Jain M, Cook GM, Davis FG, Grace MG, Howe GR, Miller AB (1980) A case-control study of diet and colo-rectal cancer. Int J Cancer 26:757–768

Jensen OM, MacLennan R, Wahrendorf J (1982) Diet, bowel function, fecal characterists, and large bowel cancer in Denmark and Finland. Nutr Cancer 4:5–19

Kaul HK, Couch DB, Gingerich JD, Bruce WR, Heddle JA (1987) Genotoxicity of two fecal steroids in murine colonic epithelium assessed by the sister chromatid exchange technique. Mutagenesis 2:441–444

Kinlen LJ (1982) Meat and fat consumption and cancer mortality: A study of strict religious orders in Britain. Lancet 1:946–949

Knox EG (1977) Foods and diseases. Brit J Prev Soc Med 31:71–80

Kolonel LN (1987) Fat and colon cancer: how firm is the epidemiologic evidence? Am J Clin Nutr 45:336–341

Kolonel LN, Hankin JH, Nomura AM, Chu SY (1981) Dietary fat intake and cancer incidence among five ethnic groups in Hawaii. Cancer Res 41:3727–3728

Kolonel LN, Hankin JH, Nomura AM (1985) Multiethnic studies of diet, nutrition, and cancer in Hawaii. Int Symp Princess Takamatsu Cancer Res Fund 16:29–40

Kune S, Kune GA, Watson LF (1987) Case-control study of dietary etiological factors: the Melbourne Colorectal Cancer Study. Nutr Cancer 9:21–42

LaVecchia C, Negri E, Decarli A, D'Avanzo B, Gallotti L, Gentile A, Franceschi S (1988) A case-control study of diet and colo-rectal cancer in northern Italy. Int J Cancer 41:492–498

Liu K, Moss D, Persky V, Stamler J, Garside D, Soltero I (1979) Dietary cholesterol, fat, and fibre, and colon-cancer mortality. Lancet II:782–785

Lyon IL, Sorenson AW (1978) Colon cancer in a low-risk population. Am J Clin Nutr 31:5227–5230

Lyon JL, Mahoney AW, West DW, Gardner JW, Smith KR, Sorenson AW, Stanish W (1987) Energy intake: its relationship to colon cancer risk. J Natl Cancer Inst 78:853–861

Macquart-Moulin G, Riboli E, Cornee J, Charnay B, Berthezene P, Day NE (1986) Case-control study on colorectal cancer and diet in Marseilles. Int J Cancer 38:183–191

Manousos O, Day NE, Trichopoulos D, Gerovassilis F, Tzonou A, Polychonopoulou A (1983) Diet and colorectal cancer: A case-control study in Greece. Int J Cancer 32:1–5

Martin MS, Justrabo E, Jeannin JF, Leclerc A, Martin F (1981) Effect of dietary chenodeoxy-cholic acid on intestinal carcinogenesis induced by 1,2-Dimethylhydrazine in mice. Br J Cancer 43:884–886

Maruchi N, Aoki S, Tsuda K, Tanaka Y, Toyokawa H (1977) Relation of food consumption to cancer mortality in Japan, with special reference to international figures. Gan No Rinsho 68:1–13

McKeown-Eyssen GE (1987) Fiber intake in different populations and colon cancer risk. Prev Med 16:532–539

McKeown-Eyssen GE, Bright-See E (1984) Dietary factors in colon cancer: International relationships. Nutr Cancer 6:160–170

McMichael AJ, Potter JD, Hetzel BS (1979) Time trends in colo-rectal cancer mortality in relation to food and alcohol consumption: United States, United Kingdom, Australia and New Zealand. Int J Epidemiol 8:295–303

Miller AB, Howe GR, Jain M, Craib KJP, Harrison L (1983) Food item and food groups as risk factors in a case-control study of diet and colorectal cancer. Int J Cancer 32:155–161

Modan B, Barell V, Lubin F, Modan M, Greenberg RA, Graham S (1975) Low-fiber intake as an etiological factor in cancer of the colon. J Natl Cancer Inst 55:15–18

Narisawa T, Magadia NE, Weisburger JH, Wynder EL (1974) Promoting effect of bile acids on colon carcinogenesis after interectal instillation of N-Methyl-N'-nitro-N-nitrosoguanidine in rats. J Natl Cancer Inst 53:1093–1097

Newmark HL, Wargovich MJ, Bruce WR (1984) Colon cancer and dietary fat, phosphate, and calcium: a hypothesis. J Natl Cancer Inst 72:1323–1325

Phillips RL, Snowdon DA (1985) Dietary relationships with fatal colorectal cancer among Seventh-Day Adventists. J Natl Cancer Inst 74:307–317

Potter JD, McMichael AJ (1986) Diet and cancer of the colon and rectum: A case-control study. J Natl Cancer Inst 76:557–569

Reddy BS (1981) Diet and excretion of bile acids. Cancer Res 41:3766–3768

Reddy BS, Sharma C, Simi B, Engle A, Laakso K, Puska P, Korpela R (1987) Metabolic epidemiology of colon cancer: effect of dietary fiber on fecal mutagens and bile acids in healthy subjects. Cancer Res 47:644–648

Schiffman MH (1986) Epidemiology of fecal mutagenicity. Epidemiol Rev 8:92–104

Schottenfeld D, Winawer SJ (1982) Large intestine. In: Schottenfeld D, Fraumeni JF Jr (eds) Cancer epidemiology and prevention. Saunders, Philadelphia London Toronto Mexico City Rio de Janeiro Sydney Tokyo, pp 703–727

Silverman SJ, Andrews AW (1977) Bile acids: Co-mutagenic activity in the Salmonella-Mammalian-Microsome mutagenicity test. Brief communication. J Natl Cancer Inst 59:1557–1559

Smith AH, Pearce NE, Joseph JG (1985) Major colorectal cancer aetiological hypothesis do not explain mortality trends among Maori and non-Maori New Zealanders. Int J Epidemiol 14:79–85

Statistisches Amt des Saarlandes (1987) Morbidität und Mortalität an bösartigen Neubildungen im Saarland 1985. Saarland in Zahlen 137:57–58

Tollefson L (1986) The use of epidemiology, scientific data, and regulatory authority to determine risk factors in cancer of some organs of the digestive system. 4. Colon cancer. Regul Toxicol Pharmacol 6:24–54

Wargovich MY, Eng VWS, Newmark HL (1984) Calcium inhibits the damaging and compensatory proliferative effects of fatty acids on mouse colonic epithelium. Cancer Lett 23:253–258

Wilpart M, Mainguet P, Maskens A, Roberfroid M (1983) Mutagenicity of 1,2-Dimethyl-hydrazine towards Salmonella typhimurium: Co-mutagenic effect of secondary bile acids. Carcinogenesis 4:45–48

Wynder EL (1985) Large bowel cancer: prospects for control. Cancer Detect Prev 8:413–420

Diskussion

Ewe: Es gibt eine Frage, die mich schon lange bewegt hat. Wenn diese diätetischen Faktoren im Kolon eine Rolle spielen, dann müßte dies doch bei Leuten mit einer Opstipation, wo nun also diese Faktoren besonders lange einwirken können, eine besonders deletäre Rolle spielen. Da der Stuhl im Rektum und unteren Kolon besonders gehortet wird, wäre erklärbar, daß die häufigsten Tumoren sich dort befinden. Mir ist aber eigentlich keine Arbeit bekannt, die das untersucht, und da wollte ich Sie einfach fragen, ob Sie etwas dazu sagen können.

Boeing: Ich kann unmittelbar dazu, inwieweit das vernünftig als Risikofaktor untersucht wurde, nichts sagen. Gerade Ballaststoffe sind eine recht komplexe Angelegenheit, die man sehr detailliert untersuchen muß.

Gnauck: Ich habe Herrn Weisburger vom amerikanischen Ernährungsinstitut, der sich sehr mit dieser Frage beschäftigt, sagen hören, daß es biochemisch schlechtweg unvorstellbar ist, daß die Verweildauer, ob 6 oder 12 h, eine Rolle spielt. Es kann nur die Konzentration der betreffenden Stoffe an der Zelle eine Rolle spielen. Konzentration sei der viel wichtigere Faktor.

Ewe: Ja, aber wenn da eine hohe Konzentration ist und die wirkt lange, dann ist das doch schlecht.

Boeing: Vielleicht ist das ein konditionaler Effekt, daß die Konzentration da sein muß und dann noch die Verweildauer. Da braucht man ziemlich hohe Zahlen, um das Ganze untersuchen zu können.

Hermanek: Ich habe an den Epidemiologen zwei Fragen. 1) Vor ein paar Jahren hat doch die Akademie der Wissenschaften in den USA großes Aufsehen erregt mit der Behauptung, 30% aller Krebserkrankungen seien auf nicht korrekte Diät zurückzuführen. Bitte eine Stellungnahme dazu. 2) Vor 10 oder 15 Jahren hat Herr Öser in Berlin behauptet, mit diätetischen Maßnahmen könne man die Inzidenz des gastrointestinalen Karzinoms insgesamt nicht ändern, sondern lediglich erreichen, daß man häufiger Magenkrebs oder häufiger Kolonkrebs bekommt. Ist diese These von Herrn Öser auch heute noch von Epidemiologen als haltbar anzusehen?

Boeing: Zur ersten Frage: Prof. Wahrendorf von unserem Institut hat untersucht, inwieweit die bekannten Risikofaktoren beim kolorektalen Karzinom zahlenmäßig zu einer Prävention beitragen können, und ist auf eine Zahl von 20% gekommen, wobei angenommen wurde, daß nicht jeder tatsächlich die Ernährung so umstellt, wie es eigentlich wünschenswert ist, sondern nur ein Teil der Leute einer solchen Diät folgt. Eine zahlenmäßige Abschätzung ist natürlich insofern schwierig, weil wir gerade im epidemiologischen Bereich das Problem der Mißklassifikation haben und diese führt zu einer Verminderung des erkennbaren Risikofaktors. Das heißt, wenn wir ein Risiko von 4 sehen, dann bedeutet das bei einer erheblichen Mißklassifikation, daß der Risikofaktor real wesentlich größer ist. Das ist das Problem dieser gesamten Studien: Wenn wir Risikofaktoren von 1 oder 2 haben und die Signifikanzgrenze erreichen, bedeutet das, daß realiter der Risikofaktor wesentlich größer ist. Dies ist beim Problem Rauchen und Lungenkrebs anders. Rauchen ist wesentlich leichter zu erfassen mit weniger Mißklassifikation.

Die Arbeit, die Sie angesprochen haben, ist die Arbeit von Doll u. Peto, die folgendes gemacht haben: Sie haben regionale Vergleiche genommen und sich überlegt, wo es eigentlich relativ niedrige Kolonkarzinomraten gibt. Daraus haben sie eine Art Potential errechnet und für gastrointestinale Tumoren angenommen, daß sie durch Ernährung irgendwie beeinflußt werden können. Sie haben so eine Art Maximalprogramm errechnet und auch Schwankungsbreiten angegeben. Das geht von 10 bis 70%. Diese Zahl ist mehr oder weniger fiktiv und schwankend. Man kann daran sehen, daß eventuell ein Potential besteht, das man eben auch, wie Wahrendorf das gemacht hat, auf den basierenden Daten berechnen kann. Man kommt dann in solche Größenordnungen.

Zur 2. Frage und zur These von Prof. Öser: Es ist natürlich eine Frage, inwieweit man Kolon und Magen zusammensehen will. Ob man da nicht eigentlich zwei unabhängige Trends, die bei uns zufälligerweise zusammenfallen, vermuten muß. Beim Magen kann, epidemiologisch gesehen, eine ganz andere Genese vorliegen, die eher in die Nitrosaminhypothese hineinreicht, bei der die Vitamin-C-Zufuhr eine erhebliche Rolle spielt. Wir können an den Trends sehen, daß dort eine erhebliche Abnahme vorhanden ist. Es sind unabhängige Mechanismen, die hier zusammenfallen, so daß man beide Lokalitäten erst mal nicht zusammensehen sollte. Jede Lokalisation hat ihren eigenen Trend, und es ist auch ätiologisch begründbar, warum Magenkrebs abnimmt und Kolonkrebs zunimmt.

Robra: Wir bekommen alle 4 Jahre ungefähr einen Ernährungsbericht. Sie werden mir zustimmen, daß die Ernährungsepidemiologie in Deutschland insgesamt auch für die Herz- und Kreislaufkrankheiten im Argen liegt. Gibt es denn für das konkrete Problem des kolorektalen Karzinoms ein Erhebungsinstrument, einen Ernährungsfragebogen, den Sie empfehlen könnten für den Einsatz in der Routineversorgung, z. B. bei ambulanten Patienten, an Polypektomiepatienten?

Boeing: Es ist die Frage, was man damit erreichen will. Wenn man davon ausgeht, daß damit Risikopersonen identifiziert werden, muß ich sagen, wir haben diesen Fragebogen noch nicht. Es ist möglich, in den nächsten 1–3 Jahren einen solchen Fragebogen zu entwickeln. Wir sind dabei, zumindest für epidemiologische Studien einen vernünftigen Fragebogen zu produzieren, der dann auch von anderen Arbeitsgruppen verwendet werden kann.

Riemann: Sie haben vorher die sekundären Gallensäuren angesprochen. Wie ändert sich dieser Einfluß nach Cholezystektomie? Gibt es eine Häufung des Dickdarmkarzinoms oder nur eine Lokalisationsänderung? Ändern möglicherweise Patienten nach Cholezystektomie ihre Ernährungsgewohnheiten?

Boeing: In diesem Fall würde ich lieber einen Kliniker antworten lassen. Ich kann nur sagen, daß die epidemiologischen Befunde recht widersprüchlich sind.

Frühmorgen: Ein Faktor, der noch nicht angesprochen war, ist die zeitliche Latenz, die es unendlich schwer macht, Vorgaben für die exakte Anamneseerhebung und eine Effektivität zu sehen. Besonders deutlich und nachvollziehbar ist dies bei den Bevölkerungsgruppen, wo ein Faktor von Kindheit an wirkt, wie in Zentralafrika oder bei den Mormonen. Würden sie zu dem Zeitfaktor noch etwas sagen? Wir müssen doch davon ausgehen, daß sicher 20, 30 Jahre in Anspruch genommen werden, daß also eine spätere Umstellung und das noch über wenige Jahre verfolgt doch sicher keine Evidenz haben kann. Wie beurteilen Sie denn jetzt die medikamentöse Verabreichung von Desoxycholsäure über lange Zeit, wie sie ja zur Litholyse und jetzt auch bei der primär-biliären Zirrhose propagiert wird?

Boeing: Zur zweiten Frage: Das hangt vom Risiko ab. Und es ist natürlich eine Frage, inwieweit der Mechanismus, den man postuliert, auch tatsächlich so zutrifft. Zur ersten Frage: Latenz. Man muß sich vorstellen, daß das Milieu im Darm 10, 20, 30, 40 oder 50 Jahre in einer bestimmten Weise beeinflußt wird. Die Gallensäurenkonzentration ist von Kindheit an auf einem bestimmten Level und hier setzen dann auch diese Prozesse ein. Ich denke, es ist richtig zu sagen: Wir haben mehrere Schritte, die notwendig sind, ein Karzinom hervorzurufen, und es werden evtl. auch andere Faktoren auf den jeweiligen Schritt einwirken können. Man kann das derzeitig nicht beurteilen. Man kann nur sagen, es dauert sehr lange, und primäre Präventionsmaßnahmen müßten natürlich möglichst früh ansetzen. Es hilft wenig, demjenigen, der 60 Jahre alt ist, eine Ernährungsumstellung zu empfehlen.

Gnauck: Die amerikanische Gesundheitsbehörde für Ernährung sieht die gegenwärtigen Beweise für den Zusammenhang von Fettgehalt und Dickdarmkrebs als so gravierend an, daß sie tatsächlich empfiehlt, den Fettgehalt der Nahrung von 40 auf 15% zu senken. Dies sei eine Möglichkeit, die Dickdarmkrebsinzidenz um, ich glaube, 30% zu senken.

Mögliche Zusammenhänge von Stuhl-pH und Kolonneoplasien

G. Pott

Einführung

Mit der Zunahme des Dickdarmkarzinoms in Industrieländern – in der Bundesrepublik Deutschland jetzt der zweithäufigste bösartige Tumor für Männer und Frauen – wächst das Bewußtsein für einfache Vorsorgemaßnahmen. In diesem Zusammenhang sind Mitteilungen über die Wasserstoffionenkonzentration (pH-Wert) im Stuhl und die Inzidenz von Kolonneoplasien von Interesse. Wir fassen dazu die bisher bekannten Untersuchungen zusammen und beschreiben erste eigene Ergebnisse.

Literaturübersicht

Eine verminderte Wasserstoffionenkonzentration im Stuhl bei Patienten mit Kolonkarzinom fanden Thorton (1971), van Dokkum et al. (1983), Jacobsen et al. (1984) und Samuelson et al. (1985). Es wird ein Zusammenhang zum Fasergehalt der Nahrung gesehen. Deutliche rassische Unterschiede, z.B. zwischen Schwarzen und Weißen, untergliedert auch nach Land- und Stadtbevölkerung in Südafrika, fanden Walker et al. (1986). Diese Autoren diskutieren einen geringen Bezug zum Fasergehalt der Nahrung. Die genannten Untersuchungen wurden an kleinen Patienten- bzw. Probandengruppen durchgeführt und sind deshalb von nur relativer statistischer Aussagekraft.

Der Trend, daß mit steigendem pH-Wert des Stuhls die Häufigkeit an Dickdarmneoplasien zunimmt, läßt sich jedoch daraus ablesen. Als Beispiel ist das Ergebnis der Untersuchung von Pietroiusti et al. (1985) in Tabelle 1 zusammengefaßt.

Tabelle 1. Stuhl-pH bei Patienten mit Kolonkarzinom im Vergleich zu Gesunden und zu Patienten mit Colitis ulcerosa. (Nach Pietroiusti et al. 1985)

	Stuhl-pH
22 Patienten mit Kolonkarzinom	8,0 ± 0,7
25 Gesunde	6,6 ± 0,5
6 Patienten mit Colitis ulcerosa	6,6 ± 0,5

Mögliche kanzerogene Wirkung einer verringerten Wasserstoffionenkonzentration

In Abb. 1 ist das Reaktionsverhältnis von primären zu sekundären Gallensäuren, katalysiert durch die 7-α-Dehydroase in der Abhängigkeit vom pH-Optimum dargestellt. Bei einem pH-Optimum von 7–8 wird das Reaktionsgleichgewicht zugunsten der sekundären Gallensäuren verschoben, die eine kanzerogene Wirkung besitzen. Ebenso verschiebt ein neutraler bis leicht basischer pH das Reaktionsgleichgewicht zwischen NH_4 und NH_3 zugunsten von NH_3, was ebenfalls die Kanzerogenität erhöht (Aries et al. 1970; Visek 1978).

Hern et al. beschrieben 1978, daß ein basischer pH-Wert die Bindung von Gallensäuren an Stuhlbestandteile senkt, so daß ein stärkerer Kontakt dieser Kokarzinogene zur Kolonmukosa auftritt.

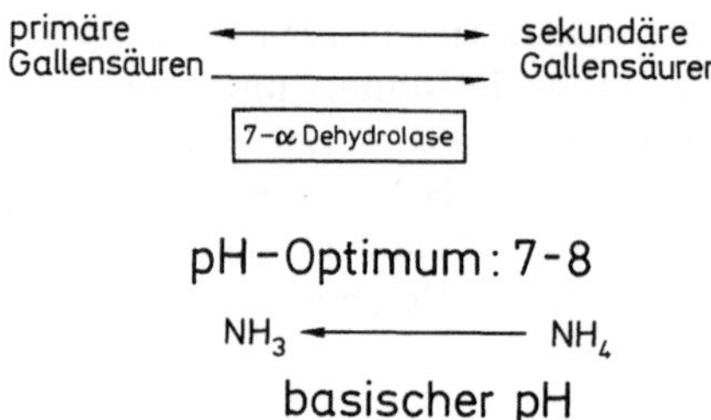

Abb. 1. Reaktionsverhältnis von primären zu sekundären Gallensäuren und von NH_4 zu NH_3

Meßmethoden des Stuhl-pH

Die in der Literaturübersicht genannten Untersucher haben in frischen Stuhlportionen verdünnt und unverdünnt mit pH-Elektroden (z. B. Beckmann-Elektrode) die Wasserstoffionenkonzentration gemessen.

Zusammengefaßt lauten die Bedingungen der Meßmethode:
– Keine wesentliche Schwankung des Stuhl-pH, ob verdünnt oder unverdünnt gemessen.
– In einer Stuhlportion keine wesentliche Schwankung des Stuhl-pH vom Stuhlanfang bis zum -ende, allenfalls leichter pH-Abfall. Der Stuhl pH schwankt in den ersten 5 h nach Defäkation nur unwesentlich.
– Eine Homogenisierung des Stuhls ist zur pH-Messung nicht notwendig.

Eigenes Vorgehen

Um die Möglichkeit einer Selbstkontrolle zu prüfen, wurde neben der Stuhl-pH-Messung mit Elektroden wie oben beschrieben der Stuhl-pH durch die Patienten selbst täglich über eine Periode von 14 Tagen mit Merck-pH-Papier im Vergleich mit einer Farbskala gemessen. Diese Meßmethode gestattet nur eine grobe Ermittlung der Wasserstoffionenkonzentration; anhand der Farbskala sind nur Unterteilungen zwischen ganzen und halben pH-Sprüngen möglich.

Die Messungen wurden täglich für 14 Tage vor Beginn einer Therapie, nach 4 Wochen für 14 Tage und nach 3 Monaten für 14 Tage unter einer Stuhlbeschleunigung durchgeführt. Eine Stuhlbeschleunigung wurde mit 3mal 1 Eßlöffel Bifiteral erzielt.

Eigene Ergebnisse

Tabelle 2 zeigt die Ergebnisse mit einer Schwankungsbreite ± 1 S. Ausgewählt wurden 17 Patienten mit progredientem Wachstum von Kolonadenomen (mindestens 4 Adenome in 2 Jahren entfernt, Adenomgröße 5 mm). Nach 4 Wochen, stärker noch nach 3 Monaten ließ sich der pH-Wert des Stuhls durch die Stuhlbeschleunigung senken.

Tabelle 2. Stuhl-pH bei 17 Patienten mit progredientem Wachstum von Kolonadenomen vor und nach Gabe von 3mal 1 Eßlöffel Bifiteral pro Tag

Ergebnis (± 1 S)	pH
Initial	7 −8,5
Nach 4 Wochen	6,5−8
Nach 3 Monaten	6 −7,5

Die Beobachtungszeit bisher beträgt 6−24 Monate. Es bestehen Hinweise dafür, daß die Adenombildung abnimmt.

Offene Fragen

Die zusammengestellten Berichte zeigen übereinstimmend und signifikant einen Abfall der Wasserstoffionenkonzentration − Anstieg des pH-Werts − im Stuhl bei Patienten mit Dickdarmkarzinom. Offen ist, ob es sich um kausale Zusammenhänge oder um ein Epiphänomen handelt.

Für kausale Zusammenhänge werden Hinweise zitiert. Die bisher untersuchte Zahl der Patienten ist so klein, daß keine allgemeine Empfehlung zur pH-Messung im Stuhl bei Risikopatienten gegeben werden kann.

Da bisher die Bestimmung des Stuhl-pH durch den Patienten selber nur unzulänglich möglich ist − eine Bedingung, da der Stuhl-pH nur innerhalb der ersten 5 h nach Defäkation konstant ist − müssen zunächst methodische Verbesserungen erfolgen.

Die bisher vorliegenden Untersuchungen können nicht zeigen, daß der in der Stuhlportion gemessene pH-Wert einen Zusammenhang mit dem pH-Wert der Kolonschleimhaut hat.

Literatur

Aries V, Hill MJ (1970) Degradation of steroids by intestinal bacteria. Deconjugation of bile salts. Biochim Biophys Acta 202:526–534

Dokkum W van, de Boer BCJ, Faassen A van, Pikaar NA, Hermus PJJ (1983) Diet, faecal pH and colorectal cancer. Br J Cancer 48:109

Hern IE, Birkner HJ, Ostrower VS (1978) Binding of bile acids by dietary fiber. Am J Clin Nutr 31:175–179

Jacobson EA, Newmark HL, Bright-See E, Mckeown-Eyssen G, Bruce WR (1984) Biochemical changes as a result of increased fibre consumption. Nutr Rep Int 30:1049

Pietroiusti A, Caprilli R, Giuliano M, Serrano S, Vita S (1985) Faecal pH in colorectal cancer. Ital J Gastroenterol 17:88–91

Samuelson SL, Nelson RL, Nyhus LM (1985) Protective role of faecal pH in experimental colon carcinogenesis. J Roy Soc Med 78:230

Thorton JR (1981) High colonic pH promotes colorectal cancer. Lancet I:1081–1083

Visek WJ (1978) Diet and cell growth modulation by ammonia. Am J Clin Nutr 31:216–220

Walker ARP, Walker BF, Walker AJ (1986) Faecal pH, dietary fibre intake and proneness to colon cancer in four south African populations. Br J Cancer 53:489–495

Diskussion

Frühmorgen: Sie verändern natürlich mit dem Stuhl-pH auch die Bakterienflora und kommen damit in einen ganz anderen Bereich der Diskussion. Es ist ein Therapieprinzip bei der Salmonellose, den Stuhl anzusäuern und damit den Salmonellen den Boden zu entziehen.

Pott: Ich will so weit gehen zu sagen, daß keine kausale Verknüpfung bestehen muß. Es handelt sich zunächst nur um Beobachtungen. Die pH-Messung hat einen Vorteil: Sie ist einfach und bei einer großen Zahl vom Patienten auszuführen, wenn es gelänge, einen entsprechenden Indikator mit feinerer Meßeinteilung in dem kritischen Bereich pH 6–8 zu finden, um überhaupt ein größeres Screening durchführen zu können. Sie kennen vielleicht auch die Arbeiten von Walker aus Südafrika mit größeren Zahlen direkt, also mit Beckmann-Elektroden gemessener Stuhl-pH-Veränderungen. Genetische Einflüsse spielen da eine geringere Rolle als das, was wir allgemein kennen. Zum Beispiel hat ein Stadtbewohner Südafrikas mit schwarzer Hautfarbe eher einen Stuhl-pH wie die Weißen, während z. B. die auf dem Lande Lebenden wieder eine sehr hohe Wasserstoffionenkonzentration haben, also ungefähr im Bereich von pH 6–6,5. Inwieweit das kausale Verknüpfungen sind, will ich offen lassen. Gibt es jemanden von Ihnen, der ähnliche Messungen mal versucht oder sich dem Problem genähert hat?

Ewe: Lediglich im Bereich der Malabsorption ist es ein ganz probates Mittel, die vermehrte Kohlenstoffrate, die in den Dickdarm gelangt mit dem pH-Papier zu erfassen, und das ist sicherlich ein guter Screeningtest.

Vielleicht noch ein praktischer Typ mit den blöden Plumpsklos: Partyteller sind in jedem Haushalt; ich empfehle wirklich, Partyteller hinter das Klo zu stellen. Dann kann man die Probe auffangen und alle Tests machen, auch den Haemoccult-Test. Hinterher braucht man alles nur zusammenzupacken in Plastik und kann es wegwerfen.

Chronisch-entzündliche Darmerkrankungen und Dickdarmkrebs

K. Ewe

Die erhöhte Krebsgefährdung von Patienten mit chronisch-entzündlichen Darmerkrankungen ist allgemein bekannt. Sie hat Eingang in die Lehrbücher gefunden und
ist im Gegenstandskatalog des Instituts für Medizinische und Pharmazeutische Prü-
fungsfragen aufgeführt. Die pauschale Feststellung ist in dieser Form jedoch nicht
akzeptabel und bedarf verschiedener Differenzierungen.

Diese betreffen:
1) die Ausdehnung der Colitis,
2) die Dauer der Erkrankung,
3) die Schwere der Erkrankung,
4) die Unterscheidung in Colitis ulcerosa und M. Crohn,
5) das Auftreten von Dysplasien in der Schleimhaut.

Aus diesen Punkten leitet sich auch die Bewertung ab, ob eine Vorsorgeuntersuchung
notwendig ist, wie sie beschaffen sein und wie häufig sie durchgeführt werden soll.

Krebsinzidenz bei Colitis ulcerosa: Problem der Häufigkeitsberechnung

Die Angaben über die Krebshäufigkeit bei Colitis ulcerosa schwanken beträchtlich
(Collins et al. 1987; Lennard-Jones 1985; Whelan 1980). In einer Sammelstatistik aus
13 Arbeiten mit 22 210 Patienten errechnete Whelan eine Häufigkeit von 3,5% Karzinomen. Ähnliche Angaben wurden von Butt et al. (1980) mit 2% und Johnson et al.
(1983) mit 4% gemacht. Diese Zahlen berücksichtigen alle Formen der Kolitis und
sind in dieser undifferenzierten Darstellung wenig aussagekräftig.

Einfluß der Krankheitsdauer auf die Krebshäufigkeit

Die kumulative Häufigkeit wurde nach Untersuchungen von de Dombal et al. (1966)
und Devroede et al. (1971) mit 40% nach 25jähriger Krankheitsdauer angegeben,
wobei keine Unterschiede bestanden, ob die Krankheit in der Jugend oder später
begonnen hatte (Abb. 1). Doch auch im Zusammenhang mit der Krankheitsdauer
bestehen große Diskrepanzen in den Häufigkeitsangaben: hohe Werte wie 11% bei
10jährigem Verlauf (Lennard-Jones et al. 1983), 13,2% bei 17 Jahren (Dobbins 1984)
gegenüber niedrigeren Angaben wie 8% bei 25 Jahren (Prior et al. 1982), 11,4% bei
32 Jahren (Katzka et al. 1983), wobei es sich hier um Patienten von niedergelassenen
Ärzten handelte, und ähnlich niedrige Zahlen bei Gilat et al. (1988) aus Israel: 13,5%

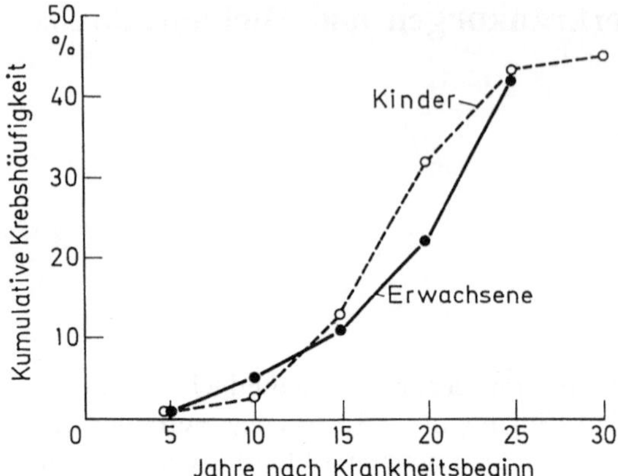

Abb. 1. Karzinomhäufigkeit bei Colitis ulcerosa in Abhängigkeit von der Verlaufsdauer bei Beginn in der Jugend und im späten Lebensalter. (Nach de Dombal et al. 1966; Devroede et al. 1971)

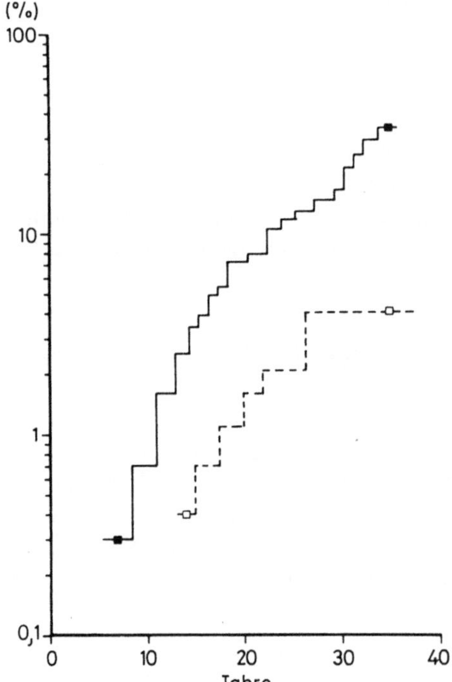

Abb. 2. Kumulative Krebshäufigkeit (%) (logarithmische Skala) in Abhängigkeit von der Ausdehnung (*durchgezogene Linie* – ausgedehnte Kolitis; *gestrichelte Linie* – linksseitige Kolitis und Proktitis) und Verlaufsdauer. Ergebnisse aus drei Zentren. (Nach Gyde et al. 1988)

bei 30jähriger Verlaufsdauer. In Tabelle 1 und Abb. 2 sind zwei Beispiele für das Verhältnis von Krebshäufigkeit und Verlaufsdauer aus zwei gut kontrollierten, 1988 erschienenen Studien wiedergegeben.

Die Verlaufsdauer der Kolitis entscheidet jedoch nicht allein über das Krebsrisiko. Ein weiterer wichtiger Faktor ist die Ausdehnung der Erkrankung.

Tabelle 1. Kumulative Krebsinzidenz bei Colitis ulcerosa in Abhängigkeit von der Ausdehnung und der Dauer der Erkrankung. Eine Studie aus Zentral-Israel. (Nach Gilat et al. 1988)

Ausdehnung	Dauer der Erkrankung (Jahre)			
	10	15	20	30
Proktitis	0	0	0	0
Linksseitig + Transversum	0,5	1,7	3,8	8,7
Total	0	9,3	13,8	–
Alle Fälle	0,2	2,8	5,5	13,5
Beobachtet/erwartet	0,9	3,8	5,0	6,4

$n = 1035$ Beobachtungsdauer $11,5 \pm 8,3$ Jahre

Einfluß der Ausdehnung der Colitis ulcerosa auf das Krebsrisiko

Bei Beschränkung der Kolitis auf das Rektum, bei der sog. hämorrhagischen Proktitis, scheint sich das Krebsrisiko *nicht* von dem der Normalbevölkerung zu unterscheiden (Tabelle 1). Es ist deutlich niedriger bei der linksseitigen als bei der totalen Kolitis (Gilat et al. 1988; Greenstein et al. 1979, Gyde et al. 1988). Greenstein et al. errechneten aus ihren Daten eine etwa 10jährige Verschiebung des Zeitpunkts, an dem die Krebskurve gegenüber der Norm nachweisbar ansteigt, ein Wert, der sich aus der Kurve in Abb. 2 in etwa auch ableiten läßt. Diese Feststellung ist deshalb so wichtig, weil ca. 50% aller Kolitispatienten an einer hämorrhagischen Proktitis und insgesamt 75% an einer linksseitigen Kolitis leiden und somit allein aus diesem Grunde das Gesamtkrebsrisiko bei Colitis ulcerosa gering sein muß.

Probleme bei der Bewertung von Häufigkeitsangaben der Krebsinzidenz

Aus den beiden vorausgegangenen Abschnitten wird ersichtlich, daß verschiedene Faktoren bei der Häufigkeitsberechnung des Krebsrisikos berücksichtigt werden müssen. Verlaufsdauer und Ausdehnung der Erkrankung sind zwei wichtige Faktoren. Aber selbst wenn sie in Betracht gezogen werden, schwanken die Angaben in der Literatur in weiten Grenzen. Mehrere Arbeiten befassen sich mit diesem Problem (Collins et al. 1987; Lennard-Jones 1985; Whelan 1980).

In einem sehr lesenswerten und kritischen Review unter der Rubrik „Sounding Board" aus dem *New England Journal of Medicine* 1987 haben Collins et al. auf diese Schwierigkeiten und häufig gemachten Fehler aufmerksam gemacht: Es handelt sich bei den meisten Studien um Zweit- und Drittüberweisungen an Spezialkliniken und -ambulanzen, die nicht repräsentativ für die Gesamtheit der Kolitispatienten in der Allgemeinbevölkerung sind. Die zahlenmäßig häufigsten Patienten mit leicht verlaufender Kolitis (hämorrhagische Proktitis, linksseitige Kolitis) sind damit oft unterrepräsentiert. Nicht selten bestand das Karzinom bereits bei der Überweisung in derartige Spezialkliniken. Damit ist der Risikostatus der Überwiesenen wiederum nicht repräsentativ für die Gesamtheit der Kolitispatienten. Dies führt zur Überschätzung des Krebsrisikos. Andererseits werden Patienten mit Kolektomie mit schwerem Verlauf in die Statistik einbezogen, oder die Nachuntersuchungen sind unzulänglich, weil die Ausdehnung der Erkrankung nicht erfaßt wird oder die Untersuchungsintervalle zu groß sind. Dies führt zu einer Unterschätzung des Risikos. Schließlich ist die Anzahl der Patienten mit langer Krankheitsdauer in den meisten Studien zu gering, so daß sich die hohen Inzidenzen bei langer Verlaufsdauer auch aus einer sehr kleinen Anzahl von Patienten berechnen, was wiederum die Auswertung relativiert (Beta-Fehler).

Eine Studie, die eine Reihe dieser Fehler vermeidet, ist kürzlich in der Zeitschrift *Gut* erschienen (Gyde et al. 1988). Sie umfaßt 823 Patienten aus 3 Zentren, nämlich Oxford, Birmingham und Stockholm, in die die überwiegende Mehrzahl aller Patienten mit chronisch-entzündlichen Darmerkrankungen aus den jeweiligen Regionen überwiesen wurde. Es wurden nur primär überwiesene Patienten innerhalb der ersten 5 Jahre ihrer Erkrankung einbezogen. Die minimale Beobachtungszeit betrug 17 Jahre, die maximale 38 Jahre, bei 97% der Patienten bestand ein komplettes „follow-up". Bei diesen Patienten traten 29 Karzinome auf (3,5%).

Die in Abb. 2 nach dem Ausmaß der Erkrankung aufgeschlüsselten Fälle, worin zwischen Proktitis und linksseitiger Kolitis nicht differenziert wird, demonstriert einen großen Unterschied von 3 und 30% Krebsinzidenz nach 30jähriger Verlaufsdauer. Betrachtet man die Kurven mit ausgedehnter Kolitis allein und in einem anderen Maßstab (Abb. 3), wird selbst bei dieser ungünstigsten Form der Kolitis das geringe Krebsrisiko während der ersten 10 Jahre der Erkrankung, das dann allerdings im 2. und 3. Jahrzehnt deutlich ansteigt, offenbar.

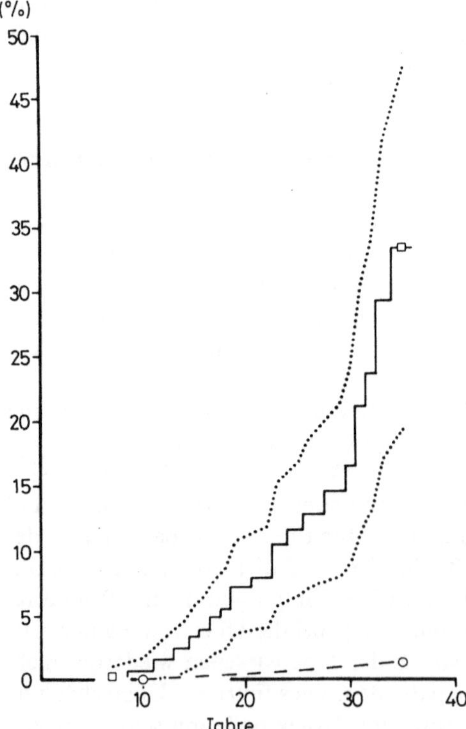

Abb. 3. Kumulative Krebshäufigkeit (%) bei Colitis ulcerosa bei Patienten mit ausgedehnter Kolitis in Abhängigkeit von der Verlaufsdauer (*durchgezogene Linie*) im Vergleich zur kolorektalen Krebshäufigkeit bei der Normalbevölkerung (*gestrichelte Linie*). Ergebnisse aus drei Zentren. *Gepunktete Linien:* 95%-Vertrauensgrenzen. (Nach Gyde et al. 1988)

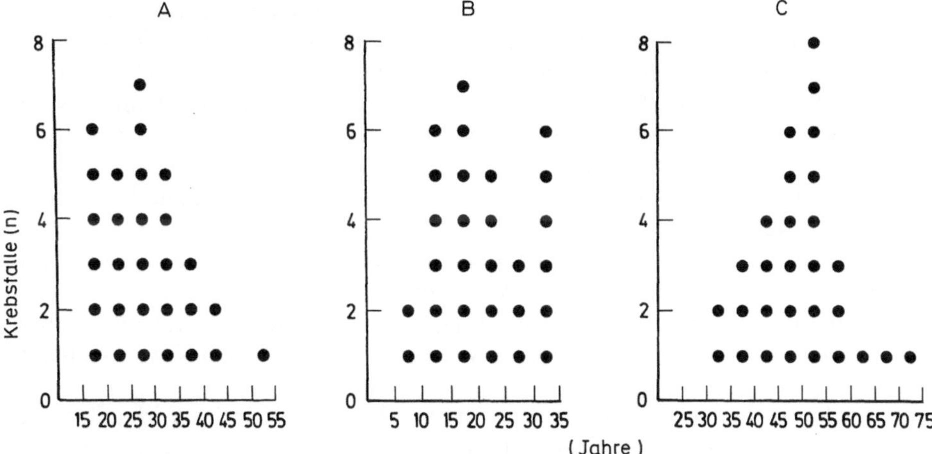

Abb. 4. Abhängigkeit des Karzinoms bei ausgedehnter Kolitis vom Alter während der Erstmanifestation (*A*), Verlaufsdauer (*B*) und Lebensalter beim Auftreten des Karzinoms (*C*). Nur für die letztere Bedingung besteht eine deutliche Abhängigkeit. Die Krebshäufigkeit ist am höchsten im 5. Lebensjahrzent. (Nach Gyde et al. 1988)

Diese Studie enthält noch ein anderes interessantes und in dieser Form neues Ergebnis (Abb. 4). Schlüsselt man die 29 Krebsfälle nach dem Alter bei Beginn der Kolitis auf, ergibt sich kein eindeutiger Trend. Wird jedoch das Lebensalter beim Auftreten der Krebserkrankung berücksichtigt, stellt sich ein Gipfel bei 55 Jahren dar. Vor dem 40. Lebensjahr entwickeln nur 5% der Karzinomfälle ihren Krebs. Daraus folgt, daß Ältere mehr gefährdet sind als Jüngere, unabhängig von der Verlaufsdauer.

Dysplasie als Vorläufer des Karzinoms

1967 beschrieben Morson u. Pang schwere Dysplasien als präkanzeröse Läsionen bei Colitis ulcerosa. Damit schien ein praktikabler Weg aufgezeigt, ein drohendes Karzinom rechtzeitig zu erfassen. Es dauerte jedoch bis 1983, bis die Pathologen unter Federführung von Riddell eine einheitliche Nomenklatur und Definition erarbeitet hatten (Riddell et al. 1983). Hierbei ist zu beachten, daß unter den Begriff Dysplasie alle neoplastischen Veränderungen der Kolonschleimhaut fallen, auch die Adenome. Dabei kann die Dysplasie nicht nur Vorläuferin des Karzinoms, sondern bereits selbst maligne sein mit Infiltration in das unterliegende Gewebe. Der Unterschied der Dysplasie zum Adenom besteht so lediglich darin, daß als letzteres eine Dysplasie bezeichnet wird, die polypös in das Darmlumen hineinragt. Die Besonderheit bei Colitis ulcerosa besteht darin, daß die dysplastische Veränderung sich häufig in der flachen Schleimhaut abspielt und nicht als polypöse Veränderung imponiert. Nicht ganz selten allerdings ist die Region der Dysplasie etwas verdickt oder als Plaque in der Schleimhaut erkennbar. Die Krebsgefährdung ist beim Vorliegen dieser Veränderung besonders hoch (Blackstone et al. 1981; Butt et al. 1983).

Man unterscheidet niedrige und schwere Grade der Dysplasie. Bei der schweren Dysplasie ist die Krebsgefährdung stark erhöht und beträgt 45–50% (Collins et al. 1987). Dies ist in diagnostischer und therapeutischer Hinsicht von Bedeutung (s. unten und Tabelle 2). Die Differentialdiagnose der Dysplasie kann allerdings sehr schwierig sein, besonders wenn entzündliche Veränderungen bestehen oder sich die Schleimhaut in der Heil- oder Regenerationsphase befindet.

Es ist im Zusammenhang mit der Dysplasie noch auf folgende Besonderheiten und Befunde hinzuweisen:

1. Die Dysplasie kann an verschiedenen Stellen im Kolon gleichzeitig auftreten. Dies erhöht die Chance, die Dysplasie bioptisch zu erfassen.
2. Das Karzinom kann aber auch ohne Dysplasien in anderen Kolonabschnitten entstehen. Der fehlende Nachweis von Dysplasien schließt also ein Karzinom nicht aus.
3. Der Nachweis einer schweren Dysplasie ist nicht beweisend für das Vorhandensein eines Karzinoms. In einem Überwachungsprogramm hatten 15% der Patienten schwere Dysplasien und wurden kolektomiert, nur bei einem Fünftel von ihnen wurde jedoch ein Karzinom gefunden (Waye 1986). Rosenstock et al. (1985) beobachteten 6 Patienten mit schweren Dysplasien durchschnittlich 5 Jahre lang, ohne daß sich ein Karzinom entwickelte.

Krebsvorsorgeprogramm bei Colitis ulcerosa

Es scheint, daß sich unter den Patienten mit Colitis ulcerosa eine Risikogruppe definieren läßt: lange Verlaufsdauer, ausgedehnter Befall und hohes Lebensalter. Damit ergibt sich die Frage eines Vorsorgeprogramms bei solchen Patienten, zumal mit dem Nachweis schwerer Dysplasien ein weiterer Parameter für die Krebsgefährdung besteht. Die Klinik läßt in dieser Hinsicht im Stich: Colitis ulcerosa und Karzinom haben eine Reihe von Symptomen gemeinsam wie Blut- und Schleimabgang. Ferner ist das Krebsrisiko auch bei anhaltender Remission erhöht, so daß keine adäquaten Kontrollen durchgeführt werden können. Für ein sinnvolles Vorsorgeprogramm kommt somit nur die hohe Koloskopie mit Stufenbiopsien in Betracht.

Hier ergeben sich noch eine Reihe von Fragen, die bedacht werden sollten, bevor man eine solche Forderung nach einem Vorsorgeprogramm unreflektiert übernimmt. Folgt man wiederum den kritischen Anmerkungen von Collins et al. (1987), müssen folgende Bedenken geäußert werden.

1. Schlechte Voraussetzungen:
Die Compliance der Patienten, sich in kürzeren Abständen einer hohen Koloskopie zu unterziehen, ist schlecht. Bei der relativ geringen Krebsgefährdung (Gilat et al. 1988; Gyde et al. 1988; Katzka 1983) wie sie in den ersten 2 Jahrzehnten die Regel ist, ist die Erfolgsrate eines solchen Programmes niedrig einzuschätzen.

2. Fehlender Beweis für den Nutzen:
Es gibt keine kontrollierten Studien darüber, daß ein solches Programm die Überlebenszeit der Patienten verlängert. Es besteht ferner ein „lead time bias": möglicherweise wird lediglich der Zeitpunkt der Karzinomdiagnose vorverlegt, ohne daß sich am Verlauf etwas ändert.

3. Kein sicherer Schutz vor tödlich verlaufenden Karzinomen:
Auch Patienten, die im Rahmen von Vorsorgeprogrammen überwacht werden, können an letal endenden Karzinomen erkranken (Collins et al. 1987).

4. Kosten-Nutzen-Analyse:
Ein Vorsorgeprogramm wird besonders bei entsprechender Selektion von Risikopatienten einigen Patienten nützen und das Leben retten. Es ist jedoch fraglich, ob die zu erwartende sehr geringe Anzahl solcher Patienten die Belästigung, den Aufwand, die Kosten und die Gefährdung durch Komplikationen bei der Koloskopie rechtfertigt.

Ein solches Überwachungsprogramm, das sich nach der Histologie orientiert, ist in Tabelle 2 wiedergegeben. Es ist nach dem oben Gesagten nur sinnvoll, Patienten mit einer Verlaufsdauer über 20 Jahren und einem Lebensalter von über 40 Jahren in ein solches Programm einzubringen. Die Untersuchungsfrequenz wird meist mit 1–1½ Jahren angegeben, falls keine Dysplasien mehr nachweisbar waren.

Neue Möglichkeiten der Krebsfrüherkennung bei Colitis ulcerosa

Bei der oben beschriebenen Problematik des Auftretens, des Nachweises und der Bewertung sowie der Bedeutung von Dysplasien erhebt sich die Frage, ob es andere Möglichkeiten gibt, die Karzinomentstehung einer frühen Phase zu erfassen.
Zwei Methoden sollen in diesem Zusammenhang erwähnt werden:
1. Lektinbildung an onkofötale Glykoproteine (Mucine). Diese Substanzen werden bei Dysplasien vermehrt gebildet (Boland et al. 1984).
2. Nachweis von DNA-Aneuploidie durch Flußzytometrie. Hierbei wird mittels der Durchflußzytometrie die Anzahl der Zellen gezählt, die einen von der Norm abweichenden Gehalt an DNA haben (Hammarberg et al. 1984).
Beide Methoden befinden sich im Experimetalstadium, ihr praktisch-klinischer Wert ist zur Zeit noch nicht abzuschätzen.

Tabelle 2. Krebsvorsorgeprogramm bei Colitis ulcerosa in Abhängigkeit von den Dysplasien. (Nach Riddell et al. 1984)

Dysplasie	Patientenüberwachung
Negativ	?
Unklar	
– wahrscheinlich negativ, nicht eindeutig	Regelmäßige Überwachung (1–1 ½ Jahre)
– wahrscheinlich positiv	Kurzfristige Kontrolluntersuchung (3–6 Monate)
Positiv	
– niedriggradige Dysplasie	Kurzfristige Kontrolluntersuchung (2–3 Monate) oder Kolektomie, falls makroskopisch Läsion oder Persistenz der Dysplasie
– hochgradige Dysplasie	Kolektomie nach Bestätigung der Dysplasie

M. Crohn und Krebsrisiko (Petras et al. 1987)

Die Krebshäufigkeit beim M. Crohn scheint niedriger zu sein als bei der Colitis ulcerosa. Dies hängt einmal damit zusammen, daß die „Matrix" Dünndarm sehr viel weniger krebsanfällig ist als der Dickdarm. Wenngleich das Risiko, an einem Dünndarmkarzinom zu erkranken, beim M. Crohn schätzungsweise 100mal über dem der Normalbevölkerung liegt, ist es dennoch extrem gering. Zuverlässige Zahlen lassen sich aus diesem Grund nur schwer erheben. Eine Besonderheit der Dünndarmkarzinome bei M. Crohn liegt darin, daß sie praktisch niemals präoperativ diagnostiziert werden. Sie imponieren als Stenose und werden als Crohn-induzierte entzündliche Stenose gedeutet. Derartige Karzinome sind meist wenig differenziert, ihre Prognose schlecht. Die Überlebensrate beträgt durchschnittlich nur 8 Monate.

Der Nachweis schwerer Dysplasien ist im Vergleich zur Colitis ulcerosa noch problematischer: Sie fehlen manchmal völlig, sie sind nicht selten fokal oder nur in der Nachbarschaft des Tumors nachweisbar. Obwohl auch hier die Assoziation: Dysplasie – Karzinom ihre Geltung hat, ist sie zu limitiert, ein Überwachungsprogramm zu rechtfertigen.

Literatur

Blackstone M, Riddell RH, Rogers B, Levin B (1981) Dysplasia-associated lesion or mass (DALM) detected by colonoscopy in long standing ulcerative colitis: an indication for colectomy. Gastroenterology 80:306–374

Boland CR, Lance P, Levin B, Riddell RH, Kim YS (1984) Abnormal goblet cell glycoconjugates in rectal biopsies associated with an increased risk of neoplasia in patients with ulcerative colitis: Early results of a prospective study. Gut 25:1364–1371

Butt JH, Lennard-Jones JE, Ritchie JK (1980) A practical approach to the cancer risk in inflammatory bowel disease. Med Clin N Am 64:1203–1220

Butt JH, Koniski F, Morson BC, Lennard-Jones JE, Ritchie J (1983) Macroscopic lesions in dysplasia complicating ulcerative colitis. Dig Dis Sci 28:18–26

Collins RH, Feldman M, Fordtran JS (1987) Colon cancer, dysplasia and surveillance in patients with ulcerative colitis. A critical review. N Engl J Med 316:1654–1658

De Dombal F, Watts J, Watkinson G, Goligher J (1966) Lokal complications of ulcerative colitis: stricture, pseudopolyposis and carcinoma of colon and rectum. Br Med J 1:1442–1447

Devroede GI, Taylor WF, Sauer WG, Jackman RI, Stickler GB (1971) Cancer risk and life expectancy of children with ulcerative colitis. N Engl J Med 285:17–21

Dobbins WO (1984) Dysplasia and malignancy in inflammatory bowel disease. Am Rev Med 35:33–48

Gilat T, Freman A, Groosman A et al. (1988) Colorectal cancer in patients with ulcerative colitis. A population study in central Israel. Gastroenterology 94:870–877

Greenstein AJ, Sachar DB, Smith H et al. (1979) Cancer in universal and left-sided ulcerative colitis: factors determining risk. Gastroenterology 77:290–294

Gyde SN, Prior P, Allan RN et al. (1988) Colorectal cancer in ulcerative colitis: a cohort study of primary referrals from three centres. Gut 29:206–217

Hammarberg C, Rubio C, Slezak P, Tribukait B, Öhman U (1984) Flow-cytometric DNA analysis as a mean for early detection of malignancy in patients with ulcerative colitis. Gut 25:905–908

Johnson W, McDermott F, Hughas E, Pihl E, Mike E, Price EA (1983) Carcinoma of the colon and rectum in inflammatory bowel disease of the intestine. Surg Gyn Obstet 156:193–197

Katzka I, Brody RS, Morris E, Katz S (1983) Assessment of colorectal cancer risk in patients with ulcerative colitis: experience from a private practice. Gastroenterology 85:22–29

Lennard-Jones JE (1985) Cancer risk in ulcerative colitis: surveillance of surgery. Br J Surg 72 [Suppl]:84–86
Lennard-Jones JE, Ritchie JK, Marson BC, Williams CB (1983) Cancer surveillance in ulcerative colitis. Lancet 2:149–152
Morson BC, Pang LSC (1967) Rectal biopsy as an aid to cancer control in ulcerative colitis. Gut 8:423–434
Petras RE, Mir-Madylessi SH, Farmer RG (1987) Crohn's disease and intestinal carcinoma. A report of 11 cases with emphasis on associated epithelial dysplasia. Gastroenterology 93:1307–1314
Prior P, Gyde SN, Macartney JC, Thomson H, Waterhouse JAH, Allan RN (1982) Cancer morbidity in ulcerative colitis. Gut 23:490–497
Riddell RH, Goldman H, Ransohoff DF, Appelman H (1983) Dysplasia in inflammatory bowel disease: standardised classification with provisional clinical applications. Hum Pathol 14:931–968
Riddell RH, Schmidt H, Levin B (1984) Cancer in Barrett's esophagus and inflammatory bowel disease – what's new. In: Levin B, Riddell RH (eds) Frontiers in gastroenterological cancer. Elsevier, New York, pp 307–319
Rosenstock E, Farmer RG, Petras R, Givak MV, Rankin GB, Sulliman BH (1985) Surveillance for colonic carcinoma in ulcerative colitis. Gastroenterology 89:1342–1346
Waye JD (1986) Screening for cancer in ulcerative colitis. Front Gastroent Res 10:243–256
Whelan G (1980) Cancer risk in ulcerative colitis: why are results in the literature so varied? Clin Gastroenterol 9:469–476

Diskussion

Winkler: Das Problem ist ja, daß die schwere Dysplasie so gut wie immer ein Zufallsbefund und außerordentlich selten in der Biopsie zu erfassen ist. Gerade wegen der außerordentlichen Aggressivität dieser auf dem Boden einer Kolitis entstehenden Karzinome, die ja sehr sehr rasch metastasieren, war ich bisher der Auffassung, daß allein schon der Nachweis einer Biopsie mit schwerer Dysplasie Anlaß sein sollte, den Chirurgen zu Hilfe zu nehmen. Es sind ja in der Regel schwere Fälle, die ohnehin von der Operation profitieren würden. Jetzt sagen Sie „mehrere Dysplasien". Ist dies richtig, wenn wir davon ausgehen, daß Dysplasien als Zufallsbefund ohnehin nur schwer zu erfassen sind?

Ewe: Wenn sie schwere Dysplasien haben, dann sind diese nicht an allen Stellen gleich ausgebildet. Aber mit Stufenbiopsien ist die Wahrscheinlichkeit, daß Sie die Dysplasie auch bei der nächsten Koloskopie erfassen, doch sehr groß.

Winkler: Wie lange würden Sie dann warten, bis sie operieren?

Ewe: Wenn ich es das zweite Mal nachgewiesen habe. Schwere Dysplasie wäre für mich auch eine Indikation zur Operation.

Hermanek: Ich würde zur Bewertung und Konsequenz des Befundes schwere Dysplasie oder High-grade-Dysplasie einen ganz entscheidenden Aspekt in den Vordergrund stellen, nämlich, von wem der Befund stammt. Die Diagnose Dysplasie bei einer Colitis ulcerosa ist ganz schwierig und bedarf einer größeren Erfahrung des Pathologen; und de facto hat kein Mensch, kein Pathologe in ganz Deutschland und auf der ganzen Welt aus seinem eigenen Material genug Fälle gesehen, daß er diese Erfahrung hat. Die Erfahrung kann man nur dann gewinnen, wenn man eine größere Konsiliarpraxis hat, d.h. wenn einem von verschiedenen Leuten immer wieder solche Fälle zugeschickt werden. Nur solche Pathologen können eine verbindliche Aussage über diese Dysplasie machen. Das war der Grund, warum auch die internationale Arbeitsgruppe über die Klassifikation von Dysplasien bei entzündlichen Erkrankungen empfohlen hat, klinische Konsequenzen nach „confirmation of diagnosis" zu ziehen. Wenn Sie einen Befund „schwere Dysplasie" haben, müssen Sie zu diesem Pathologen hingehen und ihm sagen: „Bitte senden Sie diese Schnitte, an denen Sie die schwere oder die leichte Dysplasie befundet haben, an einen anderen Pathologen zur ‚confirmation' ". Es gibt mehrere Leute, die das in Deutschland können, Sie können es auch nach London schicken, aber ich glaube, ganz entscheidend ist, daß man die Schnitte tatsächlich von mehreren Leuten ansehen läßt. Nur so kann man sich darauf verlassen, und nur dann sollte man Konsequenzen ziehen.

Ewe: Da muß ich Sie voll unterstützen. Ich habe Schwierigkeiten, die Diagnose bei unseren Pathologen überhaupt hervorzulocken. Ich frage an: Dysplasie? und im Befund wird nicht darauf eingegangen.

Hermanek: Im allgemeinen wird sicher die Dysplasie zu oft befundet. Ich weiß es aus den Fällen, die ich von auswärts bekomme, und die ich zum Teil mit London ausgetauscht habe. Zu oft wird schwere Dysplasie befundet. Aber natürlich gibt es auch, das ist eine Charaktersache, Pathologen, die das nicht machen, sondern ein Fragezeichen.

Frühmorgen: Also, das muß man aus klinisch-internistischer Sicht voll unterstreichen. Die Diagnose Dysplasie ist eine Allerweltsdiagnose. Hinzu kommt, daß die Übergänge von leicht, mittel und schwer ja fließend sind und nicht so randscharf. Ich glaube, daß wir mit dieser Diagnose außerordentlich vorsichtig umgehen müssen. Das Kolitiskarzinom, das hat Herr Ewe gezeigt, ist eine Rarität. Also ist auch die schwere Dysplasie eine Rarität, und ich glaube, wir müssen das, was Herr Hermanek gesagt hat absolut unterstreichen: 1) Wir müssen wissen, mit welchem Pathologen wir zusammenarbeiten. 2) Wir müssen diese Diagnose bestätigen lassen durch einen anderen Pathologen. Es ergibt sich hier die Frage: In der zitierten Studie oder der Übereinkunft der Kommission, da wird ja ein sehr differenziertes Dysplasiegrading vorgeschlagen, wo sogar differenziert wird zwischen der entzündlichen und der neoplastischen Dysplasie.

Hermanek: Nein.

Frühmorgen: Doch Herr Hermanek, ich habe die Arbeit im Original. Die Frage war, kann man das differenzieren?

Hermanek: Nein. Dysplasie heißt eo ipso neoplastisch. Es gibt keine entzündliche Dysplasie. Entzündliche Dysplasie ist heute nach internationalen Regeln eine Contradictio in adjecto. Wenn ich Dysplasie diagnostiziere, dann heißt das, das ist eine echte neoplastische Läsion.

Ewe: Diese regenerativ-entzündlichen Veränderungen können einer Dysplasie histologisch ähneln. Sie sind es aber nicht.

Frühmorgen: Das ist das, was wir diagnostisch geboten bekommen. Heißt das dann, Herr Hermanek, daß die Diagnose nur im entzündungsfreien Intervall gestellt werden kann oder auch während der floriden Phase, wo die Patienten ja eigentlich zu uns kommen?

Hermanek: Auch in der floriden Phase ist es möglich, aber nicht in jedem Fall. Da ist die Verwechslungsgefahr besonders groß, und da sollte man ganz besonders vorsichtig sein.

Winkler: Damit hier keine Mißverständnisse vorkommen: Geht es nur um die schwere Dysplasie als Operationsindikation? Herr Ewe hat gesagt, wiederholter Nachweis der schweren Dysplasie, und ich habe immer gehört, daß es schon sehr schwierig ist, überhaupt mal eine schwere Dysplasie in der Biopsie zu erfassen, und dann wird noch gesagt: ich brauche sie wiederholt. Das führt dann unter Umständen doch dazu, daß diese Leute zu spät operiert werden im Hinblick auf die ungeheure Aggressivität dieses Kolitiskarzinoms. Ich habe 4 Fälle gesehen, die alle schon metastasiert waren. Alle mindestens Dukes-C-Fälle, von denen keiner mehr lebt.

Gnauck: Noch eine Frage zur Inzidenz. Sie haben die 3%-Inzidenz bei der linksseitigen Kolitis gezeigt und haben daraus die Schlußfolgerung gezogen: leicht erhöht. Aber das ist doch die Inzidenz der Normalpopulation, 3%, das würde doch bedeuten: nicht erhöht. Das ist wichtig für die Nachsorge.

Ewe: Wenn Sie das auf diese Altersgruppe beziehen, dann war es insgesamt etwas erhöht, aber nicht signifikant.

Otto: Zum Stichwort Nachsorge: Unter dem Aspekt der Finanzierung des Gesundheitssystems ist dann eine Nachsorge überhaupt gerechtfertigt?

Ewe: Das verstehe ich nicht.

Otto: Sie haben doch vorgeschlagen, diese Leute jedes Jahr zu koloskopieren.

Ewe: Vorsorge. Ich habe doch gezeigt, daß es Fälle gibt, wo das Risiko auch nach den neuen Studien so hoch ist, daß das zu vertreten ist. Das sind aber natürlich bei der Seltenheit der Erkrankungen ein paar ganz wenige, und da würde ich das auch nach wie vor machen.

Matek: Kann man sagen, daß man diesbezüglich keine generelle Empfehlung abgeben kann?

Ewe: Für diese ganz kleine Gruppe älterer Menschen über 40 mit sehr langer Verlaufsdauer doch. Wenn Sie daran denken, daß etwa 50% eine hämorrhagische Proktitis haben, weitere 25% eine linksseitige, dann bleibt überhaupt nur noch ein Viertel übrig. Von diesem Viertel sehe ich wieder nurmehr einige wenige, so daß die finanzielle Belastung für diese paar Fälle keine Rolle mehr spielt. Aber für die würde ich regelmäßige Kontrollen empfehlen.

Dysplasie-Karzinom-Sequenz

P. Hermanek

Schon im 19. Jahrhundert erschienen in deutschen und englischen Zeitschriften Artikel, die Polypen des Dick- und Mastdarms als Vorläufer des Karzinoms diskutierten (Esmarch 1887; Lubarsch 1888; Bardenheuer 1891; Dalton 1893). Die erste morphologische Klassifikation kolorektaler Polypen im Hinblick auf unterschiedliche Risiken für maligne Entartung stammt von den deutschen Chirurgen Schmieden u. Westhues (1927). Erst in den 70er Jahren hat sich die grundlegende Unterscheidung zwischen neoplastischen und nichtneoplastischen Polypen (Morson u. Bussey 1970) allgemein durchgesetzt. Damit wurde die Polyp-Karzinom-Sequenz durch die Adenom-Karzinom-Sequenz abgelöst.

Auch das erhöhte Risiko für kolorektale Karzinome bei familiärer Polypose ist schon seit vielen Jahrzehnten bekannt (Handford 1890; Lockhart-Mummery 1925), ebenso jenes bei lange bestehender Colitis ulcerosa (Crohn u. Rosenberg 1925; Bargen 1928).

Die histologischen Veränderungen, die der Entwicklung von Karzinomen bei Colitis ulcerosa vorangehen, wurden von Warren u. Sommers (1949), Dawson u. Pryce-Davies (1959) sowie Morson u. Pang (1967) beschrieben und als Precancer oder Dysplasie bezeichnet.

In den letzten Jahren wurde der Ausdruck Dysplasie in einem weiteren Sinn gebraucht (Morson u. Dawson 1979; Morson u. Konishi 1980; Morson et al. 1985; Hermanek 1987a, b) und damit eine einheitliche Konzeption der Pathogenese kolorektaler Karzinome entwickelt.

Definition der Dysplasie im Gastrointestinaltrakt

Dysplasie bezeichnet alle Formen einer zweifelsfrei neoplastischen Epithelproliferation ohne invasives Wachstum, entsprechend einer intraepithelialen Neoplasie. Diese Epithelveränderung ist gekennzeichnet durch zytologische Atypie, abweichende Differenzierung und gestörte Architektur.

Immer noch gibt es Verwirrung, weil manche Pathologen mit Dysplasie auch regenerative und reaktive Veränderungen bezeichnen, die der Dysplasie ähnlich sind. Diese nichtneoplastischen Epithelveränderungen müssen jedoch streng von den neoplastischen Dysplasien abgegrenzt werden, nicht zuletzt, weil die klinischen Konsequenzen völlig andere sind (Hermanek 1987b).

Vorkommen der Dysplasie im Kolorektum

Dysplasien im Kolorektum kommen weitaus am häufigsten in Form von solitären oder in wenigen Exemplaren auftretenden herdförmigen Bezirken vor. Derartige Dysplasieherde entsprechen den seit langem bekannten Adenomen.

Erst in neuester Zeit wurden früheste Stadien von Adenomen beschrieben: Die sog. *unikryptalen Adenome* (Woda et al. 1977) zeigen lediglich in einer Krypte Dysplasie, bei sog. *oligokryptalen (oligotubulären) Adenomen* (Schmidbauer u. Heilmann 1985) sind bis zu 20 Krypten durch dysplastische Epithel ausgekleidet (Abb. 1). In beiden Fällen ist die Schleimhaut kaum erhaben. Aber auch größere Adenome können keine oder eine nur geringgradige Erhöhung der Schleimhaut (maximal doppelte Dicke), manchmal mit leichter zentraler Einsenkung zeigen, wir sprechen dann von sog. *flachen Adenomen ("flat adenoma")* (Muto et al. 1985; Adachi et al. 1988). Derartige flache Adenome sind endoskopisch und makroskopisch nur bei Pseudomelanose der Schleimhaut zu diagnostizieren, weil sie an dieser Veränderung nicht teilnehmen und dann als blasse Flecken imponieren. Epidemiologische Untersuchungen über das Vorkommen von flachen Adenomen im größeren Rahmen, insbesondere bei Patienten ohne Karzinome, fehlen bisher. Japanische Autoren haben bei Resektaten von sporadischem kolorektalem Karzinom die makroskopisch unauffällige Schleimhaut komplett histologisch untersucht und in einem wechselnden, aber nicht unerheblichen Prozentsatz kleinste, durchweg flache Adenome, meist mit Low-grade-Dysplasie gefunden (Tabelle 1).

Seltene Formen der Dysplasie sind jene bei Adenomatosis coli, bei Colitis ulcerosa, Schistosomiasis japonica, sehr selten findet man Dysplasien bei Morbus Crohn, Strahlenkolitis, in juvenilen, hyperplastischen oder Peutz-Jeghers-Polypen und in Polypen nach Ureterosigmoidostomie.

Klassifikation und Graduierung der Dysplasien im Kolorektum

Unter Berücksichtigung des Grundleidens und der makroskopischen Beschaffenheit kann man die kolorektalen Dysplasien wie in Tabelle 2 dargestellt klassifizieren.

Dysplasien im Kolorektum werden – sofern es sich um solche in Adenomen und bei Adenomatosis handelt – herkömmlicherweise in 3 Grade unterteilt: leichte, mäßige und schwere Dysplasie. Bei Dysplasien im Rahmen entzündlicher Darmerkrankungen spricht man seit 1983 (Riddell et al.) von Low-grade- und High-grade-Dysplasie. In der neuen 2. Auflage der WHO-Klassifikation intestinaler Tumoren (Jass u. Sobin 1989) ist auch für andere Dysplasien, insbesondere solche in Adenomen, eine Unterteilung in 2 Grade (low und high grade) vorgesehen. Dabei gelten die leichte und mäßige Dysplasie als „low-grade" (Abb. 2), die bisherige schwere Dysplasie entspricht der High-grade-Dysplasie (Abb. 3). Maßgeblich hierfür war die Erfahrung,

Abb. 1. Oligokryptales flaches Adenom. Herdförmige Dysplasie in der Schleimhaut, weniger als 20 Krypten betreffend, Schleimhaut nicht oder nur gering verbreitert

Abb. 2. Low-grade Dysplasie in polypoidem Adenom

Abb. 3. High-grade-Dysplasie in polypoidem Adenom

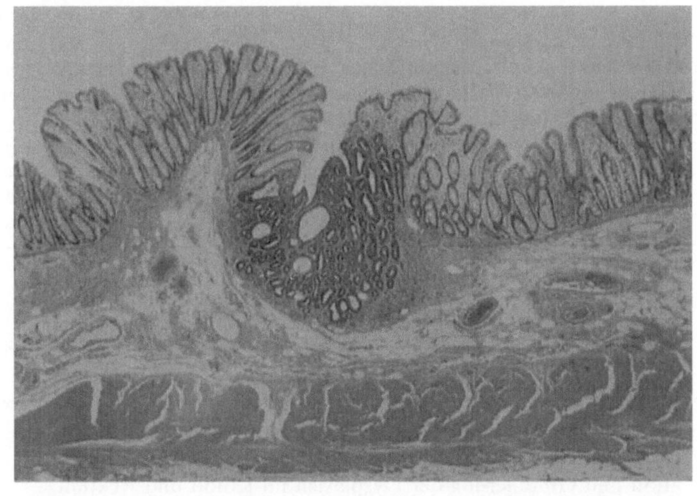

Abb. 1

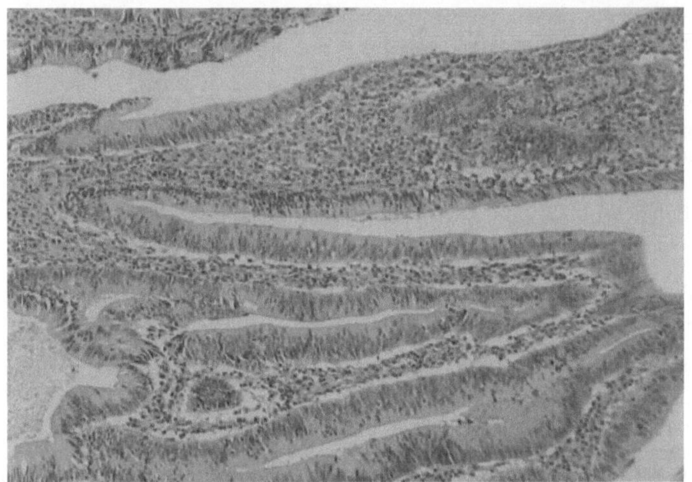

Abb. 2

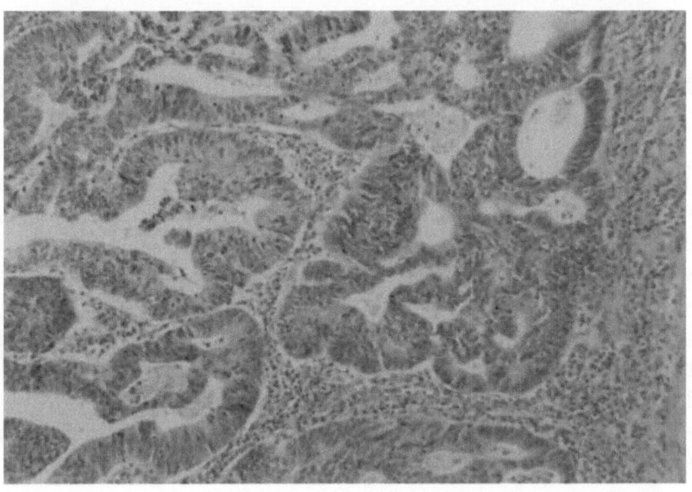

Abb. 3

Tabelle 1. Befunde in der makroskopisch unauffälligen kolorektalen Schleimhaut bei sorgfältiger histologischer Untersuchung von Darmresektaten mit kolorektalen Karzinomen. Nur Fälle ohne Adenomatosis coli. Einbettung des gesamten Resektats

Autor	Untersuchte Fälle	Fälle mit flachen Adenomen	Davon mit High-grade-Dysplasie	Gesamtzahl flacher Adenome
Oohara et al. 1980	17	8 (47%)	0	16
Kuramoto u. Oohara 1988	18	11 (61%)	3 (17%)	25
Lee 1988	51	11 (22%)	0	11
Gesamt	86	30 (35%)	3 (3%)	52

Tabelle 2. Klassifikation und Graduierung der Dysplasien im Kolon und Rektum

Klassifikation

1. Dysplasie in Adenomen: a) polypoiden Adenomen
                          b) flachen Adenomen
2. Dysplasie bei Adenomatosis coli
3. Dysplasie bei entzündlichen Darmerkrankungen ("dysplasia in flat mucosa")
   (Colitis ulcerosa, Schistosomiasis japonica, M. Crohn, Strahlenkolitis)
4. Dysplasie in nichtneoplastischen Polypen (juveniler Polyp, hyperplastischer Polyp, Peutz-Jeghers-Polyp, Polypen bei Zustand nach Ureterosigmoidostomie)

Graduierung

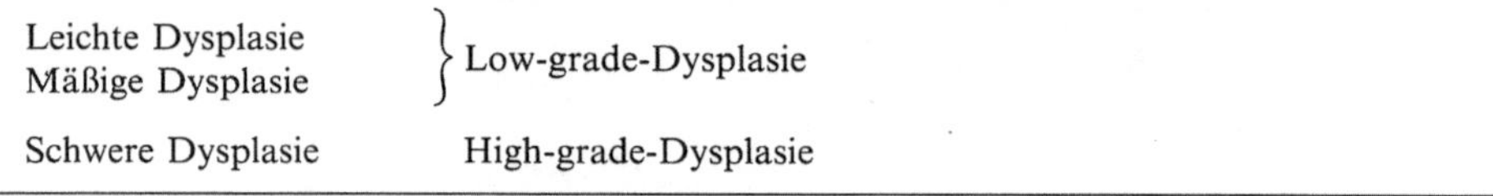

Leichte Dysplasie	}	Low-grade-Dysplasie
Mäßige Dysplasie		
Schwere Dysplasie		High-grade-Dysplasie

daß eine zweistufige Graduierung besser reproduzierbar ist und auch in Hinblick auf klinische Konsequenzen durchaus ausreicht.

Einheitliches Konzept der Pathogenese des kolorektalen Karzinoms

Wenn Dysplasie alle neoplastischen Epithelveränderungen ohne invasives Wachstum bezeichnet, so kann das Karzinom als eine invasive Neoplasie als weiteres Entwicklungsstadium der Dysplasie aufgefaßt werden. Karzinom ist also ein späteres Stadium des neoplastischen Geschehens Neoplasie (das natürlich nicht in jedem Fall eintreten muß). In diesem Sinn ist die Pathogenese des Karzinoms einheitlich als Dysplasie-Karzinom-Sequenz zu erklären.

Tabelle 3 zeigt die Beziehung dieses einheitlichen Konzepts zu früher üblichen Auffassungen über die Entstehung kolorektaler Karzinome. Der Anteil der Karzinome, die auf dem Boden der Adenomatosis coli und entzündlicher Erkrankung entstehen, liegt jeweils unter 1%. Die Anteile der aus polypoiden und der aus flachen Adenomen entstandenen Karzinome sind derzeit nicht sicher zu beurteilen. Nach

Tabelle 3. Wandel in den Vorstellungen zur Pathogenese kolorektaler Karzinome

Früher	Heute		
Adenom-Karzinom-Sequenz	Dysplasie in polypoidem Adenom	Karzinom auf dem Boden eines polypoiden Adenoms	
Carcinoma de novo	Dysplasie in flachem Adenom	Karzinom auf dem Boden eines flachen Adenoms	
Adenomatose-Karzinom-Sequenz	Dysplasie bei Adenomatosis coli	Karzinom auf dem Boden einer Adenomatosis coli	Dysplasie-Karzinom-Sequenz
Karzinom bei entzündlicher Darmerkrankung	„dysplasia in flat mucosa"	Karzinom auf dem Boden entzündlicher Darmerkrankungen	
	Dysplasie in nichtneoplastischen Polypen/Polyposen (juvenil, hyperplastisch, Peutz-Jeghers, Status nach Ureterosigmoidostomie)	Karzinom auf dem Boden nichtneoplastischer Polypen/Polyposen	

japanischen Beobachtungen (Muto et al. 1985) wäre zu vermuten, daß in flachen Adenomen häufiger schwere Dysplasiegrade und auch häufiger Karzinome zu beobachten wären als in gleichgroßen klassischen polypoiden Adenomen.

Besonderheiten des Karzinombegriffs im Kolorektum

Wie oben beschrieben ist Dysplasie als nichtinvasive neoplastische Epithelproliferation oder intraepitheliale Neoplasie definiert. Daneben entspricht es dem Grundsatz der klinischen Onkologie und allgemeinen Pathologie, invasive und metastasierungsfähige Neoplasien als Karzinom zu bezeichnen.

Im Gegensatz zum Magen oder Duodenum gibt es nun für das Kolon und Rektum die Besonderheit, daß nur jene invasiven Neoplasien, die die Submukosa erreicht haben, die Fähigkeit zur Metastasierung besitzen, nicht aber Neoplasien mit Invasion lediglich der Mukosa (Lamina propria mucosae, Lamina muscularis mucosae).

Die Einordnung dieser nicht metastasierungsfähigen, aber invasiven Läsionen ist noch nicht international einheitlich. Diese Veränderungen werden in Japan in der Regel und in den USA zum Teil als Karzinome und zwar als sog. „mucosal carcinoma" geführt. In England und Deutschland hingegen rechnet man diese Läsionen nicht zu den Karzinomen und bezeichnet sie als Adenome mit schwerer Dysplasie.

In der 2. Auflage der WHO-Klassifikation (Jass und Sobin 1989) wird dementsprechend ausdrücklich empfohlen, die Bezeichnung Karzinom lediglich dann zu verwenden, wenn die Submukosa infiltriert ist. Entsprechend wird in der TNM-Klassifikation (Hermanek u. Sobin 1987) die erste Stufe invasiver Karzinome, pT1, als Tumor definiert, der die Submukosa infiltriert. Für die nur auf die Schleimhaut beschränkten Läsionen wird der Ausdruck Carcinoma in situ bzw. pTis verwendet, auch wenn die Lamina propria infiltriert ist.

Tabelle 4. Nomenklatur neoplastischer Veränderungen im Kolorektum

Histomorphologische Situation	High-grade-Dysplasie (intraepitheliale Neoplasie, Carcinoma in situ) kein invasives Wachstum!	Infiltration nur der Mukosa (Lamina propria und Lamina muscularis mucosae)	Infiltration der Submukosa	Tieferreichende Infiltration
pTNM-Klassifikation (UICC 1987)	pTis		pT1	pT2–4
WHO-Klassifikation 2. Aufl. (Jass u. Sobin 1989)	Carcinoma in situ		(invasives) Karzinom	
Bisher in Japan und teilweise in USA gebräuchliche Bezeichnungen	Carcinoma in situ	„mucosal carcinoma"	„submucosal carcinoma"	
			„carcinoma"	
Bisher in Deutschland und England meist übliche Bezeichnungen	Adenom mit schwerer Dysplasie (High-grade-Dysplasie)		Karzinom	

Bei jeder Publikation über frühe Formen von Karzinomen sollte man daher sehr genau auf die entsprechenden Definitionen achten. Eine Übersicht hierüber zeigt Tabelle 4.

Begriff des kolorektalen Frühkarzinoms

Es entspricht einem klinischen Bedürfnis, unter den invasiven metastasierungsfähigen Karzinomen jene Formen besonders hervorzuheben, die durch eine besonders günstige Prognose gekennzeichnet sind und bei denen zumindest unter bestimmten Bedingungen limitierte Behandlungsverfahren wie endoskopische Polypektomien und lokale chirurgische Exzisionen als ausreichende kurative Behandlungsverfahren angesehen werden können (Burghardt u. Holzer 1982; Hermanek 1982). In diesem Sinne können im Kolorektum jene Karzinome, deren infiltratives Wachstum auf die Submukosa begrenzt ist (pT1) als kolorektale Frühkarzinome definiert werden (Morson 1966; Hermanek 1982; Hermanek u. Gall 1986). Leider sind im üblichen klinischen Krankengut derartige Fälle noch selten vertreten (Tabelle 5).

Das IIc-Karzinom im Kolorektum

In letzter Zeit wurde von japanischen Autoren auf das Vorkommen von Frühkarzinomen im Kolorektum hingewiesen, die nicht das weithin bekannte Aussehen polypöser Bildungen zeigen, sondern als flache eingesunkene Läsionen imponieren, ähnlich wie die Magenfrühkarzinome vom Typ IIc. Solche Läsionen zeigen zum Teil auch erhabene polypöse Ränder und können dann – wiederum in Analogie zum Magenfrühkarzinom als Typ IIa + IIc bezeichnet werden (Ikegami 1987; Shimoda et al. 1987; Kuramoto u. Oohara 1988; mehrere weitere Kasuistiken in Heft Nr. 8 von *Stomach and Intestine,* Vol. 22, 1987). Diese Karzinome werden von den japanischen Autoren meist als de-novo-Karzinome angesehen. Insgesamt sind Frühkarzinome dieser Art sicher auch in Japan selten. Häufigkeitsangaben bei diesen Berichten sind nicht ohne weiteres zu verwerten, da in den diesbezüglichen Statistiken auch nicht in die Submukosa

Tabelle 5. Häufigkeit kolorektaler Frühkarzinome (pT1) unter operativ entfernten Karzinomen (einschl. operativer Endoskopie). ERCRC (Erlangen Register kolorektaler Karzinome) 1969–1986

Zeitraum	Rektum	Kolon
1969–1971	8/140 = 5,7%	10/118 = 8,5%
1972–1974	19/218 = 8,7%	15/193 = 7,8%
1975–1977	41/367 =11,2%	18/233 = 7,7%
1978–1980	42/371 =11,3%	33/301 =11,0%
1981–1983	36/420 = 8,6%	28/308 = 9,1%
1984–1986	26/398 = 6,5%	32/386 = 8,3%
Summe	172/1914 =9,0%	136/1539 =8,8%

infiltrierende Läsionen (High-grade-Dysplasien) eingeschlossen sind. Im eigenen Krankengut von nunmehr als 300 kolorektalen Frühkarzinomen haben wir bisher keine Läsion vom Typ IIc im Sinne der Magenfrühkarzinom-Klassifikation beobachten können.

Marker des Risikos der Karzinomentwicklung – derzeitiger Stand und weitere Entwicklung

Im Rahmen der Krebsprävention und der Krebsfrüherkennung ist die Beurteilung des Risikos für präkanzeröse Läsionen und des Risikos, daß sich aus ihnen dann Karzinome entwickeln, das eigentliche Kernproblem. Herkömmlicherweise ist der erste Schritt die Definition der Patienten mit präkanerzösen Bedingungen („conditions") (Tabelle 6). Die Zahl solcher Patienten ist natürlich beträchtlich, andererseits ist das Risiko zur Entwicklung von Karzinomen doch recht gering, bei den meisten aufgelisteten Bedingungen etwa in der Größenordnung bis 5%. Daher benötigen wir Methoden, die es erlauben, aus diesen Patienten mit präkanzerösen Bedingungen diejenigen mit stärker erhöhtem Krebsrisiko herauszufinden. Dann wären eine Krebsvorsorge und eine Früherkennung des Krebses in weiterem Rahmen möglich. Zu diesem Zweck empfohlene proliferationskinetische, vor allem autoradiographische Untersuchungen nach ^{3}H-Thymidinmarkierung (Deschner et al. 1963; Deschner 1980; Lipkin 1980, 1983; Bleiberg et al. 1985; Bourry et al. 1987) an Biopsien aus kolorektaler Schleimhaut haben bis heute enttäuscht. Gleiches gilt für die Stuhluntersuchung auf Cholesterin und dessen Abbauprodukte (Lipkin 1980, 1983) und auf Mutagene (Wilkins et al. 1981; Lipkin 1983).

Neue Ansätze ergeben sich durch die modernen molekular- bzw. zytogenetischen Untersuchungsmethoden, Immunhistologie und In-situ-Hybridisationstechniken, die unter Umständen krebsdisponierende Gene nachzuweisen erlauben, wie das z. B. für das Retinoblastom bereits möglich ist (Friend et al. 1988). Derartige Untersuchungen

Tabelle 6. Präkanzeröse Bedingungen ("conditions") (klinisch und klinisch-anamnestisch definierte Zustände mit gegenüber der Normalbevölkerung erhöhtem Krebsrisiko) im Kolon und Rektum

1. Eigenanamnese
   a) Früher kolorektales Karzinom (Risiko bei primär multiplen Karzinomen höher als bei primär solitären Karzinomen)
   b) Früher kolorektales Adenom (Risiko bei multiplen Adenomen höher als bei solitärem Adenom)
   c) Karzinom von Corpus uteri, Ovar, Mamma
   d) Ureterosigmoidostomie

2. Familienanamnese
   a) Kolorektales Karzinom bei Verwandten ersten Grades
   b) Sog. Krebsfamilie

3. Chronische entzündliche Dickdarmerkrankungen (vor allem Colitis ulcerosa mit totalem oder ausgedehntem Befall und einer mindestens 8 bis 10jährigen Dauer, aber auch lang bestehende Schistosomiasis japonica, M. Crohn und Strahlenkolitis)

scheinen besonders vordringlich, weil hiermit der alte Traum der Identifikation einer „krebsdisponierenden Backgroundmukosa" möglicherweise in absehbarer Zeit realisierbar und so in der Früherkennung des kolorektalen Karzinoms ein echter Durchbruch möglich erscheint.

Literatur

Adachi M, Muto T, Morioka Y, Ikenaga T, Hara M (1988) Flat adenoma and flat mucosal carcinoma (IIb type) – A new precursor of colorectal carcinoma? Dis Colon Rect 31:236–243

Bardenheuer F (1891) Eine seltene Form von multiplen Drüsenwucherungen der gesamten Dickdarm- und Rektalschleimhaut neben Carcinoma recti. Langenbecks Arch klin Chir 41:887–901

Bargen JA (1928) Chronic ulcerative colitis associated with malignant disease. Arch Surg 17:561–576

Bleiberg H, Buyse M, Galand P (1985) Cell kinetic indicators of premalignant stages of colorectal cancer. Cancer 56:124–129

Bourry J, Gioanni J, Ettore F, Giacomini MA, Simon JM, Courdi A (1987) Labeling index and labeling distribution in the colonic crypts: a contribution to definition of patients at high risk for colorectal cancer. Biomed Pharmacother 41:151–155

Burghardt E, Holzer W (1982) Foreword. Clinics in Oncology 1:313–314

Crohn BB, Rosenberg H (1925) The sigmoidoscopic picture of chronic ulcerative colitis (nonspecific). Am J Med Sci 170:220–228

Dalton N (1893) Multiple papillomata of the colon and rectum. Lancet 1:146

Dawson IM, Pryce-Davies J (1959) The development of carcinoma of the large intestine in ulcerative colitis. Br J Surg 47:113–128

Deschner EE (1980) Cell proliferation as a biological marker in human colorectal neoplasia. In: Winawer S, Schottenfeld D, Sherlock P (eds) Colorectal cancer: Prevention, epidemiology, and screening. Raven Press, New York

Deschner EE, Lewis CM, Lipkin M (1963) In vitro study of human rectal epithelial cells. J Clin Invest 42:1922–1928

Esmarch F (1887) Die Krankheiten des Mastdarms und des Afters. Neubildungen des Mastdarms. Dtsch Chir 48:181–189

Friend SH, Dryja TP, Weinberg RA (1988) Oncogens and tumor-suppressing genes. New Engl J Med 318:618–622

Handford H (1890) Disseminated polyps of the large intestine becoming malignant. Trans Pathol Soc London 41:133–137

Hermanek P (1982) Early stages of colorectal carcinoma: morphology, clinical aspects and prognosis. Clinics in Oncology 1:587–598

Hermanek P (1987a) Dysplasia-carcinoma sequence, types of adenomas and early colorectal carcinoma. Europ J Surg Oncol 13:141–143

Hermanek P (1987b) Dysplasia in the gastrointestinal tract: Definition and clinical significance. Surg Endosc 1:5–10

Hermanek P, Gall FP (1986) Early (microinvasive) colorectal carcinoma: Pathology, diagnosis, surgical treatment. Intern J Colorect Dis 1:79–84

Hermanek P, Sobin LH (eds) (1987) TNM classification of malignant tumours, 4th edn. Springer, Berlin Heidelberg New York Tokyo

Ikegami M (1987) A pathological study on colorectal cancer. Acta Pathol Japan 37:21–37

Jass JR, Sobin LH (1989) Histological classification of intestinal tumours. WHO International Histological Classification of Tumours No. 15, 2nd edn. Springer, Berlin Heidelberg New York London Paris Tokyo

Kuramoto S, Ohara T (1988) Minute cancers arising de novo in the human large intestine. Cancer 61:829–834

Lee YS (1988) Background mucosal changes in colorectal carcinoma. Cancer 61:1563–1570

Lipkin M (1980) Measurements of risk factors in identifying population groups with increased
    susceptibility to cancer of the large intestine. In: Winawer S, Schottenfeld D, Sherlock P (eds)
    Colorectal cancer: Prevention, epidemiology, and screening. Raven Press, New York
Lipkin M (1983) Tritiated thymidine labeling distributions and associated measurements in the
    early identification of populations at high risk for cancer of the large intestine. In: Sherlock
    P, Morson BC, Barbara L, Veronesi U (eds) Precancerous lesions of the gastrointestinal
    tract. Raven Press, New York
Lockhart-Mummery JP (1925) Cancer and heredity. Lancet 1:427–429
Lubarsch O (1888) Über den primären Krebs des Ileums nebst Bemerkungen über das gleichzei-
    tige Vorkommen von Krebs und Tuberculose. Virch Arch 111:280–317
Morson BC (1966) Precancerous and early malignant lesions of the large intestine. Brit J Surg
    55:725–731
Morson BC, Bussey HJR (1970) Predisposing causes of intestinal cancer. Curr Probl Surg 3-50
Morson BC, Dawson IMP (1979) Gastrointestinal pathology, 2nd edn. Blackwell, Oxford
    London Edinburgh Melbourne
Morson BC, Jass JR, Sobin LH (1985) Precancerous lesions of the gastrointestinal tract. A
    histological classification. Baillière Tindall, London Philadelphia Toronto Mexico City Rio
    de Janeiro Sydney Tokyo Hong Kong
Morson BC, Konishi F (1980) Dysplasia in the colorectum. In: Wright R (ed) Recent advances
    in gastrointestinal pathology. Saunders, London Philadelphia Toronto
Morson BC, Pang LSC (1967) Rectal biopsy as an aid to cancer control in ulcerative colitis. Gut
    8:423–424
Muto T, Kamiya J, Sawada T et al. (1985) Small "flat adenoma" of the large bowel with special
    reference to the clinicopathologic features. Dis Colon Rect 28:847–851
Oohara T, Ogino A, Saji K, Tohma H (1980) Studies on the difference of background mucosa
    among single advanced carcinoma and benign diseases of the large intestine, and familial
    polyposis coli. Cancer 45:1637–1645
Riddell RH, Goldman H, Ransohoff DF et·al. (1983) Dysplasia in inflammatory bowel disease.
    Standardised classification with provisional clinical applications. Hum Pathol 14:931–969
Schmidbauer G, Heilmann KL (1985) Morphology and histochemistry of the mucosa surround-
    ing small oligotubular adenomas of the large bowel. Path Res Pract 180:45–48
Schmieden V, Westhues H (1927) Zur Klinik und Pathologie der Dickdarmpolypen und deren
    klinischen und pathologisch-anatomischen Beziehungen zum Dickdarmkarzinom. Dtsch Z
    Chir 202:1–124
Shimoda T, Ikegami M, Tei H, Ishikawa E (1987) A pathological study of early colorectal
    carcinoma. Stomach Intestine 22:951–976
Warren S, Sommers SC (1949) Pathogenesis of ulcerative colitis. Am J Pathol 25:657–679
Wilkins TD, Lederman M, van Tassel RL (1981) Isolation of a mutagen producer in the human
    colon by bacterial action. In: Bruce WR, Correa P, Lipkin M, Tannenbaum S, Wilkins TD
    (eds) Banbury Report 7: Gastrointestinal cancer. Cold Spring Harbor Laboratory, Cold
    Spring Harbor
Woda BA, Forde K, Lane N (1977) A unicryptal colonic adenoma, the smallest colonic neo-
    plasm yet observed in a non-polyposis individual. Am J Clin Path 68:63–65

Diskussion

Matek: Wie sieht so ein IIc-Karzinom endoskopisch aus? Wie erkennt man so etwas? Gibt es eine Verfärbung der Schleimhaut?

Hermanek: Nein. Die Japaner haben das im letzten Heft *Stomach and Intestine* mit einer Reihe von Bildern vorgeführt. Man muß unterscheiden: die reinen IIc-Karzinome sind kleine eingesunkene Areale von wenigen Millimetern, ohne aufgeworfenen Rand mit einer ganz seichten Einsenkung. Alle publizierten Fälle der Japaner sind maximal 15 mm groß. Gute Endoskopiker meinen, daß das die Endoskopeure übersehen, sie selbst eingeschlossen. Ich weiß es nicht. Aber wenn man Operationspräparate untersucht, sind das nach wie vor extreme Seltenheiten, und wir untersuchen das sehr genau. Wir haben viele Präparate mit Lupen untersucht. Natürlich haben wir in erster Linie auf polypoide Läsionen geachtet. Wir wissen sicher: wenn man nicht speziell danach sucht, dann kann man es übersehen. Dennoch meine ich, daß es auch sehr selten ist, und zwar auch in Japan, wo aus ganz Japan über 14 oder 16 Fälle berichtet wurde. Es gibt dabei noch eine Zahl: 14% von 132 kolorektalen Frühkarzinomen waren IIc mit/ohne IIa, d.h. also, die Hälfte war kombiniert mit polypoiden Formen, so daß auch in dieser Arbeit maximal 8% reine IIc-Fälle vorhanden waren. Glauben Sie Herr Frühmorgen, daß Sie diese Sachen bei einer Koloskopie übersehen?

Frühmorgen: Daß man das übersehen kann, glaube ich wohl.

Hermanek: Ich glaube, man sollte ins Auge fassen, die Koloskopeure, die öfter damit zu tun haben, speziell darauf aufmerksam zu machen. Man sollte vielleicht auch solche Fälle registrieren, um zu sehen, wie es wirklich ist. Ob sie bei irgendwelchen Situationen gehäuft vorkommen, ob sie eine besondere Epidemiologie haben und ähnliches.

Riemann: Seit wir das wissen, bemühen wir uns ja schon, genauer hinzuschauen. Ich muß sagen, mir ist das bis heute noch nicht begegnet. Das heißt natürlich nicht, daß man es nicht wirklich übersieht. Es gibt in Japan eine Arbeitsgruppe um Herrn Kawai, die Stereoendoskopie macht. Dabei werden mit 100facher Vergrößerung solche Schleimhautareale beobachtet. Auch hierbei ist nicht viel mehr zu sehen, so daß ich auch nicht glaube, daß hier wirklich ein Problem vorliegt, das von der Quantität her für uns eine Rolle spielt.

Screening nach Dickdarmkrebs

R. Gnauck

Screening bedeutet die Anwendung eines relativ einfachen, billigen Suchtests bei einer großen Zahl beschwerdefreier Personen zum Zwecke deren Klassifizierung in solche, die mit hoher oder niedriger Wahrscheinlichkeit die gesuchte Krankheit haben. Das Ergebnis des Screenings ist also eine statistische Wahrscheinlichkeit bzw. Unwahrscheinlichkeit. Ein Screeningtest ist somit kein diagnostischer Test, der in der Regel bei symptomatischen Patienten angewendet wird und eine Diagnose bestätigt oder ausschließt. Ziel des Screenings asymptomatischer Personen nach einer Krebserkrankung ist lediglich eine Vorauslese, die in der kleinen Gruppe mit hoher Wahrscheinlichkeit die Früherkennung und Frühbehandlung von Krebs und seinen Vorstufen ermöglichen soll und damit letztlich die Senkung der Mortalität an dieser Krebserkrankung. Screeningsprogramme sind eine komplexe Angelegenheit. Für ein Screening ganzer Bevölkerungsgruppen nach einer Krebserkrankung – in der Regel ein periodisch zu wiederholender Vorgang – müssen bestimmte Voraussetzungen erfüllt sein, die die Mobilisierung von finanziellen Mitteln und den Einsatz von Arbeitskraft rechtfertigen:

1. Die Zielkrankheit muß in der Bevölkerung als ernste Erkrankung mit Todesfolge bekannt sein.
2. Es muß sichergestellt sein, daß Screen-positive Personen auch den notwendigen diagnostischen Folgeuntersuchungen zugeführt werden können.
3. Es muß eine Behandlung geben, die den im Screening entdeckten, asymptomatischen Frühstadien bessere Heilungschancen gibt als im symptomatischen Spätstadium.
4. Die Zielkrankheit und ihre diagnostizierbaren Vorstufen müssen zahlenmäßig relativ häufig sein, d. h. eine hohe Prävalenz in der Bevölkerung haben.

Diese Voraussetzungen sind beim Dickdarmkrebs gegeben: Es ist allgemein bekannt, daß dieses Karzinom schweres Leiden, u. a. einen künstlichen Darmausgang zur Folge haben kann und spät entdeckt oder unbehandelt zum Tode führt. In unserem Gesundheitssystem, etwa im Rahmen der Krebsfrüherkennungsuntersuchung, kann jeder Screen-positive Patient diagnostisch untersucht werden. Es ist ferner erwiesen, daß die Resektion eines Dukes-A-Karzinoms hinsichtlich Heilungschancen effektiver ist als die einer Dukes-C-Läsion, und es darf angenommen werden, daß die systematische Entfernung großer tubulärer Adenome die Entwicklung von Karzinomen senkt – sekundäre Prävention (Abb. 1). Dickdarmkrebs ist in der Bundesrepublik Deutschland eine häufige Krebserkrankung. Unter 50 Ländern, deren Moralitätszahlen in der jährlichen Statistik der WHO aufgeführt sind, nimmt die Bundesrepublik Deutschland bei Frauen den 7., bei Männern den 6. Platz ein. Immerhin sterben bei uns jährlich mit rund 23 000 dreimal soviele Menschen an Dickdarmkrebs als im Straßen-

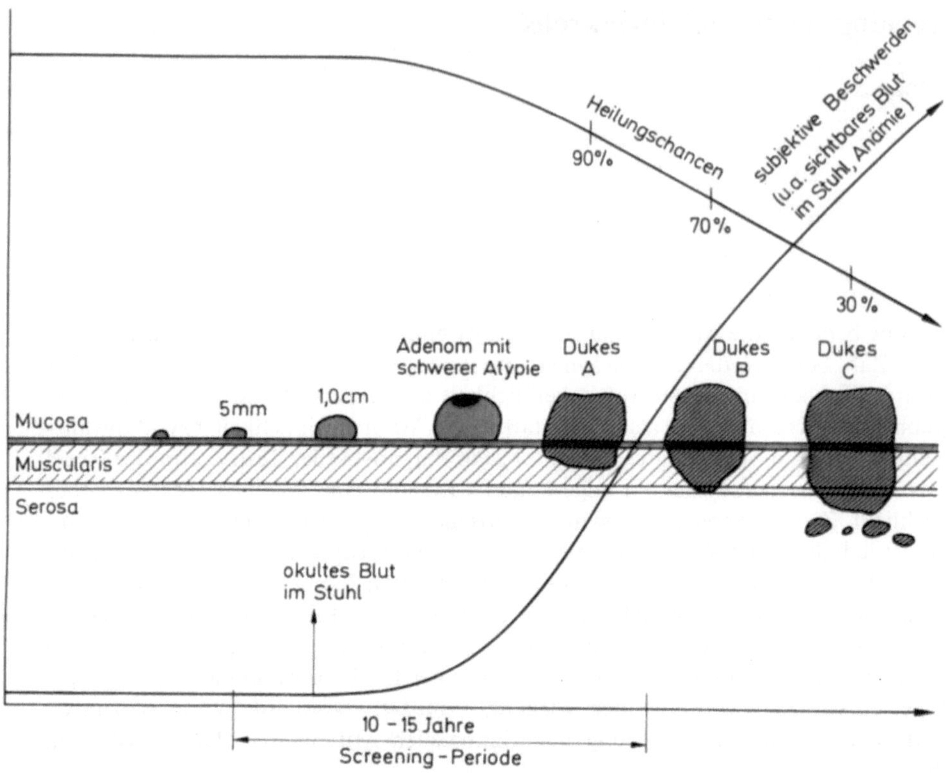

Abb. 1. Früherkennung des Dickdarmkrebses und Heilungschancen

Tabelle 1. Sensitivität und Spezifität eines Screeningtests

		Zielläsion	
		Vor- handen	Nicht vorhanden
Screening-	Positiv	a	b
test	Negativ	c	d

$$\text{Sensitivität} = \frac{a}{a+c} \qquad \text{Spezifität} = \frac{d}{b+d}$$

Tabelle 2. Vorhersagewert eines positiven Screeningtests

		Zielläsion	
		Vor- handen	Nicht vorhanden
Screening-	Positiv	a	b
test	Negativ	c	d

$$\text{Vorhersagewert} = \frac{a}{a+b}$$

verkehr. Die Inzidenz bei über 45jährigen Personen beträgt 1–3 pro 1000, die Inzidenz adenomatöser Polypen beträgt ein Mehrfaches dieser Zahl.

Dickdarmkrebs ist also eine für Screening geeignete Erkrankung. Gibt es aber auch ein geeignetes Screeningverfahren?

Ein Screeningtest wird nach seiner Positivitätsrate, Sensitivität, Spezifität, dem Vorhersagewert, der Patientenakzeptanz (Compliance) und natürlich seinem Preis beurteilt. Die Positivitätsrate darf bei einer Zielkrankheit mit einigen Promille Prävalenz natürlich höchstens einige Prozent betragen. Dabei sollen Sensitivität und Spezifität möglichst hoch sein (Tabelle 1).

Sensitivität ist der Prozentsatz der Personen mit der Zielkrankheit, die beim Screening einen positiven Test haben. Spezifität ist der Prozentsatz der Personen ohne Zielkrankheit, die beim Screening einen negativen Test haben. Es ist schwierig, die Sensitivität exakt zu bestimmen, weil es unmöglich ist (auch aus ethischen Gründen), große Zahlen beschwerdefreier Personen mit negativem Screeningtest diagnostischen Untersuchungen zu unterziehen. Der übliche und akzeptable Weg ist daher, die Sensitivität durch Verlaufsbeobachtung Screening-negativer Personen zu bestimmen, wobei dann die sog. Intervallfälle als falsch-negative gezählt werden. Für Kolon-, wie übrigens auch für Mammakarzinom wird ein Intervall von 1–2 Jahren als angemessen angesehen.

Die Spezifität des Screeningtests bei einer seltenen Krankheit mit Prävalenzen im Promillebereich ist leichter zu bestimmen, denn b + d ist nahezu 100%, d. h. (a + c) + (b + d). Da a und b – die Test-positiven und untersuchten Personen – bekannt sind und sich c aus der Intervallbeobachtung ergibt, ist die Unspezifität (a + c) + (b + d) und folglich die Spezifität 100 minus der Unspezifität. Aus der kontrollierten englischen Studie von Hardcastle et al. (1986) mit Intervallbeobachtung von 2 Jahren wissen wir, daß die Sensitivität eines einmaligen Haemoccult-Screenings für Kolonkarzinome etwa 80% und die Spezifität 98% beträgt. Diese Zahlen wurden durch zahlreiche andere Studien bestätigt.

Sensitivität und Spezifität müssen gegeneinander abgewogen werden. Die Grenze zwischen positiv und negativ kann bei jedem Testsystem verschoben werden – beim Haemoccult-Test z. B. durch Erhöhung oder Erniedrigung der Empfindlichkeit des Guajakfilterpapiers. Damit ändern sich dann Sensitivität und Spezifität. Hohe Sensitivität bedeutet geringere Spezifität und damit viele ergebnislose diagnostische Folgeuntersuchungen und -kosten. Niedrige Sensitivität bedeutet, daß mehr Zielläsionen nicht entdeckt werden. Eine hohe Sensitivität ist also ungünstig für das Gesamtprogramm, eine niedrige Sensitivität ist ungünstig für den einzelnen Probanden mit Zielläsion.

Der Vorhersagewert eines positiven Screeningtsts ist der Prozentsatz Test-positiver, bei denen durch diagnostische Folgeuntersuchungen die Zielläsion tatsächlich gefunden wird (Tabelle 2). Beim erstmaligen Haemoccult-Screening ist dieser Wert hinsichtlich Karzinomen 5–10%, hinsichtlich der großen Adenome 10–20%, zusammen also 15–30% – je nach Durchschnittsalter und dem Grad bereits erfolgter Durchuntersuchung der betreffenden Bevölkerungsgruppe vor dem ersten Screening. Für den Vorhersagewert eines positiven Tests ist nämlich die Prävalenz der Zielläsionen ganz entscheidend, aber auch die Spezifität und im geringerem Maße die Sensitivität.

Die Tabellen 3 und 4 zeigen die hypothetische Screeningsituation für Kolonkrebs und Adenome.

Der Vorhersagewert eines positiven Screeningtests kann verbessert werden durch Erhöhung der Spezifität des Tests, zu geringerem Grade auch durch höhere Sensitivität – vor allem aber durch Screening von Bevölkerungsgruppen mit hoher Prävalenz. Beim Kolonkrebsscreening würde letzteres bedeuten, das Screening nicht mit 45 Jahren, sondern beispielsweise wie in den USA erst mit 50 Jahren zu beginnen oder wie in Israel das Screening nur bei Personen anzuwenden, die einen Verwandten 1. Grades mit Dickdarmkrebs und damit eine höhere Prävalenz an kolorektalen Neoplasien haben.

Tabelle 3. Hypothetische Ergebnisse eines initialen Haemoccult-Screenings von 100 000 beschwerdefreien Personen nach Kolonkarzinom (bei einer Prävalenz von 2/1000)

		Kolonkarzinom		
		Vorhanden	Nicht vorhanden	Summe
Haemoccult-	Positiv	160 (a)	1 840 (b)	2 000 (a + b)
test	negativ	40 (c)	97 960 (d)	98 000 (c + d)
Summe		200 (a + c)	99 800 (b + d)	100 000 (n = a + b + c + d)

$$\text{Sensitivität} = \frac{a}{a+c} = \frac{160}{200} = 80\% \qquad \text{Spezifität} = \frac{d}{b+d} = \frac{97\,960}{99\,800} = 98\%$$

$$\text{Positivitätsrate} = \frac{a+b}{n} = \frac{2000}{100\,000} = 2\% \qquad \text{Vorhersagewert} = \frac{a}{a+b} = \frac{160}{2000} = 8\%$$

Tabelle 4. Hypothetische Ergebnisse eines initialen Haemoccult-Screenings von 100 000 beschwerdefreien Personen nach großen Adenomen (bei einer Prävalenz von 8/1000)

		Große Adenome		
		Vorhanden	Nicht vorhanden	Summe
Haemoccult-	Positiv	400 (a)	1 600 (b)	2 000 (a + b)
test	Negativ	400 (c)	97 600 (d)	98 000 (c + d)
Summe		800 (a + c)	99 200 (b + d)	100 000 (n = a + b + c + d)

$$\text{Sensitivität} = \frac{a}{a+c} = \frac{400}{800} = 50\% \qquad \text{Spezifität} = \frac{d}{b+d} = \frac{97\,600}{99\,200} = 98\%$$

$$\text{Positivitätsrate} = \frac{a+b}{n} = \frac{2000}{100\,000}\,2\% \qquad \text{Vorhersagewert} = \frac{a}{a+b} = \frac{400}{2000} = 20\%$$

Ein Screeningtest muß aber noch anderen Anforderungen genügen. Er muß zuverlässig sein, d. h. bei Wiederholung dasselbe Resultat ergeben, er muß einfach auszuführen sein, zwecks weiter Verbreitung, für die Testperson muß er möglichst bequem sein und er darf dem Probanden auch bei Wiederholung keinen Schaden zufügen, er muß von sich gesund fühlenden Patienten akzeptiert werden, und er muß schließlich billig sein.

Alles bisher zu Sensitivität, Spezifität und Vorhersagewert Gesagte sowie die genannten Zahlen beziehen sich auf das erstmalige bzw. einmalige Screening einer Bevölkerungsgruppe. Screening nach einer Krebserkrankung, insbesondere nach einer sich so langsam aus diagnostizierbaren Vorstufen entwickelnden wie Kolonkrebs – die Adenom-Karzinom-Sequenz wird auf 10–15 Jahre Dauer geschätzt – solches Screening ist ein periodisch wiederholter Vorgang. Dabei ergibt sich als wichtigster Effekt eine *kumulative Sensitivität,* die für die Langzeitwirkung des Programms entscheidend ist. Angenommen beim ersten Haemoccult-Screening werden nur 50% der großen Adenome entdeckt, dann sind es beim 2. Screening rechnerisch insgesamt bereits 75%, beim 3. Screening schon 87,5% dieser langsam wachsenden, auch dann noch gutartigen Krebsvorstufen. Die kumulative Sensitivität und damit die Langzeiteffektivität von jährlich wiederholtem Screening ist also viel höher als bei einem einmaligen Screeningvorgang – das wird von Kritikern des Kolonkrebsscreenings meist übersehen, die den Stuhlbluttest immer wieder mit einem diagnostischen Test zu verwechseln scheinen.

Wie wird nun die Effektivität eines Screeningprogramms ermittelt? Hier ist zwischen dem unmittelbaren, kurzfristigen Effekt und dem Langzeiteffekt zu unterscheiden.

Bei einem Krebsscreening können 2 Effekte innerhalb von 1–2 Jahren ermittelt werden: Zum einen muß eine Verschiebung der durch Screening diagnostizierten Krankheitsstadien zugunsten der Frühformen erkennbar sein im Vergleich zu den Stadien, die typischerweise bei Patienten aufgrund von Beschwerden diagnostiziert werden. Das ist beim Haemoccult-Screening nach Kolonkrebs der Fall:

60–70% der beim erstmaligen Screening beschwerdefreier Personen aufgespürten Karzinome sind im Stadium Dukes A oder B, während es nur 40–50% bei den Patienten sind, die wegen Beschwerden den Arzt aufsuchen bzw. den diagnostischen Untersuchungen zugeführt werden. Der zweite Effekt ist die kurzfristige Fallmortalität, d. h. screeningentdeckte Karzinome sollten innerhalb der ersten 1–2 Jahre eine niedrigere Mortalitätswahrscheinlichkeit haben als symptomatisch diagnostizierte Karzinome. Auch dieser Effekt wurde für das Kolonkrebsscreening in kontrollierten Studien in Minnesota und in New York bewiesen. Beide frühen Effekte sind allerdings beeinflußt vom „lead time" und „length bias". Der Langzeiteffekt eines Screeningprogramms kann nur durch langfristig verringerte Morbidität und Mortalität an der Zielkrankheit gemessen werden. Dabei ist Mortalität der bessere, objektive Maßstab. Die nicht nur einmal, sondern wiederholt dem Screening unterworfene Gruppe muß letztlich eine niedrigere Mortalität an der Zielkrankheit haben als eine nicht dem Screening unterworfene Kontrollgruppe. Hier kommt dann beim Kolonkrebsscreening nach 10–15 Jahren auch die Tatsache zum Tragen, daß nicht nur Karzinome im frühen Stadium, sondern sukzessive auch große adenomatöse Polypen entdeckt und entfernt werden.

Der statistisch einwandfreie Nachweis der sinkenden Mortalität benötigt also viele Jahre Beobachtungszeit und sehr große Kontrollgruppen. Für das Kolonkrebsscreening mit Haemoccult wird dieser Beweis aus laufenden kontrollierten Studien in USA, England und Skandinavien erwartet. Aufgrund der anderen Indizien für seine Effektivität sind wir aber heute schon berechtigt, dieses Screening anzuwenden. Spezifischere Testsysteme auf okkultes Blut im Stuhl oder andere Marker kolorektaler Neoplasien werden in aller Welt bisher vergeblich gesucht, bisher sind sie nicht praktikabel und zu teuer.

Literatur

Cole P, Morrison AS (1980) Basic issues in population screening for cancer. J Natl Cancer Inst 64:1263–1272

Eddy DM (1980) Screening for cancer – Theory, analysis and design. Prentice Hall, Englewood Cliffs, NJ

Eddy DM, Nugent FW, Eddy JF et al. (1987) Screening for colorectal cancer in a high-risk population. Gastroenterology 92:682–692

Frühmorgen P (Hrsg) (1984) Prävention und Früherkennung des kolorektalen Karzinoms. Springer, Berlin Heidelberg New York

Gnauck R (1987) Haemoccult-Test Screening. Z Gastroenterol 25:186–189

Gnauck R, Macrae FA, Fleisher M (1984) How to perform the faecal occult blood test. Ca 34:134–147

Hardcastle JD, Armitage NC, Chamberlain J, Amar SS, James PD, Balfour TW (1986a) Fecal occult blood screening for colorectal cancer in the general population – results of a controlled trial. Cancer 38:397–403

Hardcastle JD, Macrae F, Ekelund G et al. (1986b) Screening for colorectal cancer. Int J Colorect Dis 1:63–78

Rozen P, Winawer SJ (Hrsg) (1986) Secondary prevention of colorectal cancer – an international perspective. Karger, Basel

Wilson JMG, Jungner G (1968) Principles and practice of screening for disease. Public Health Paper 34, WHO, Genf

Diskussion

Robra: Ich möchte Herrn Gnauck an einem winzigen Punkt widersprechen, wenn ich darf, weil das so nicht stehen bleiben soll. Er hat gesagt, daß eine Krankheit dann zum Screening ansteht, wenn sie unter anderem ein bedeutsames Gesundheitsproblem mit Mortalität ist. Das ist nicht ganz so. Man kann selbstverständlich auch Hörstörungen bei Kindern zu einer sehr legitimen Screening-Krankheit erklären, und daran stirbt keiner, aber das präventive Potential ist eben groß. Ich finde, das sollte man nicht verwechseln.

Ewe: Herr Gnauck, Sie hatten zum Schluß als Bewertungsmaßstab für diese ganzen Vorsorgeuntersuchungen die Verbesserung der Mortalität nochmals besonders hervorgehoben und eine Arbeit von Winnaver erwähnt. Soweit ich weiß, sind es doch 3 Studien, auf die wir schon lange warten, die die Frage nach Wert und Unwert der Vorsorge, abgesehen von aller Theorie, beantworten sollen. Wie weit sind sie?

Gnauck: Es sind 4 Studien, wenn man die Kronborg-Studie dazunimmt. Alles, was bisher berichtet wurde, von Winnaver, Gilbertsen und auf den AGA-Meetings in Chicago und New Orleans, ist, daß sie in ihren Studien diesen Kurzzeiteffekt haben: a) Stadien, b) längeres Überleben der Gescreenten. Aber das wurde bisher nicht veröffentlicht. Die Studien sind alle verlängert worden, um auch die Mortalitätssenkung nachweisen zu können. Leute, die etwas davon verstehen, meinen allerdings, daß diese Gruppen von 20000–40000 Patienten viel zu klein sind, um einen Unterschied in der Mortalität nachweisen zu können. Das heißt: Aus diesen Studien sind im Moment, so wie sie angelegt sind, nur Kurzzeiteffekte nachzuweisen. Beim Langzeiteffekt bestehen Zweifel, ob die Fallzahlen ausreichen.

Robra: Vielleicht interessieren die jüngsten Daten der Kronborg-Gruppe mit Stand vom März 1988. Dort wurden 62000 Personen randomisiert. Die Beteiligung lag bei 67%. 1% war im Test positiv. Die Stadienverteilung in der gescreenten Gruppe war

32 Dukes A von 112 insgesamt und in der Kontrollgruppe 4 Dukes A von 81 insgesamt. Todesfälle in der Screeninggruppe 23, davon 4 bei Patienten, die schon vor dem Screening entdeckt worden sind, und 29 in der Kontrollgruppe. Dies entspricht einer Mortalitätsreduktion von ungefähr 30%. Das erwarten wir, und es sieht so aus, als ob sich dieser Trend fortsetzen wird. Er kommt relativ früh. Man hätte auch wohl länger darauf warten können, ohne daß man sich gewundert hätte. Die bisher vorliegenden Daten bei Hartcastle, der jetzt ca. 100000 Personen gescreent hat, sehen praktisch gleich aus. Nur die Mortalität hat er noch nicht erfaßt.

Früherkennung des Dickdarmkrebses – Was hat die Krebsfrüherkennung gebracht?

G. Flatten

Für Männer und Frauen ab 45 Jahren waren ab 1971 zunächst die gezielte Anamnese und die rektale digitale Palpation als Screeninguntersuchung auf Darmkrebs vorgesehen. Seit 1978 ist der Test auf okkultes Blut im Stuhl Bestandteil der Früherkennung. Als Abklärungsuntersuchungen gelten Rektoskopie, Rektosigmoidoskopie, Kolonkontrasteinlauf und Koloskopie.

Somit ist das Darmkrebsscreening seit Einführung des Krebsfrüherkennungsprogramms wesentlicher Bestandteil dieser programmierten Krankheitsfrüherkennung, worunter man eine systematische, nach Art und Umfang genau definierte ärztliche Untersuchung versteht, die regelmäßig abgegrenzten Personengruppen angeboten wird, um bestimmte Krankheiten möglichst früh festzustellen und entsprechend behandeln zu können (Tabelle 1).

Krebsfrüherkennung soll somit Mortalität und Morbidität senken helfen und Lebensqualität bei früh entdeckten Erkrankungen durch frühe Intervention steigern.

Die Effektivität eines Krebsfrüherkennungsprogramms wird wesentlich durch die Akzeptanz in der Bevölkerung bestimmt. In den letzten Jahren nahmen nur rund 30% der Frauen im Alter ab 20 Jahren und etwa 11% der Männer über 45 Jahren an den Krebsfrüherkennungsuntersuchungen teil. Allerdings sind die altersspezifischen Beteiligungsraten bei Männern und Frauen günstiger, da die stärker gefährdeten Altersgruppen am meisten partizipieren.

Daß sich die regelmäßige Teilnahme an den Krebsfrüherkennungsuntersuchungen lohnt, belegen die alljährlichen Auswertungen im Zentralinstitut für die kassenärztliche Versorgung.

Im Jahre 1984 sind in der Bundesrepublik Deutschland 23 000 Personen kolorektalen Karzinomen erlegen (davon waren etwa 10 000 Männer und 13 000 Frauen). Die

Tabelle 1. Inzidenzschätzungen für kolorektale Tumoren [Nach Hoffmeister H (1987) Bevölkerungsbezogene Krebsregister in der Bundesrepublik Deutschland. MMV (Medizin-Verlag), München (BGA-Schriften 1/87)]

	Dick-darm	Mast-darm
Männer	8 200	8 000
darunter unter 60 Jahre	1 800	2 000
Frauen	12 000	8 000
darunter unter 60 Jahre	2 000	1 800

Anzahl der Neuerkrankungen ist beträchtlich: Jährlich werden 16000 Männer und 20000 Frauen von kolorektalen Tumoren betroffen. Dabei sind ein Fünftel bzw. ein Viertel jünger als 60 Jahre.

Die Mortalitätsrate für den *Mastdarmkrebs* fällt seit etwa der Mitte der 70er Jahre leicht ab. Für den *Dickdarm* besteht seit Anfang der 80er Jahre ein fraglich fallender Trend. Diese Zahlen sind vor dem Hintergrund des zeitlichen Trends der Inzidenz an kolorektalen Karzinomen zu sehen, wozu die Daten des Saarländischen Krebsregisters wichtige Anhaltspunkte geben. Danach zeigt die Inzidenz des Dickdarmkarzinoms eine leicht steigende Tendenz, während für die Inzidenz der Mastdarmkarzinome keine Trendänderung festzustellen ist. Hier scheint die Rate in den letzten 10 Jahren stabil zu sein.

Epidemiologisch läßt sich also feststellen, daß bei tendenziell weiter *steigender Inzidenz* der kolorektalen Tumoren zumindest ein *Stillstand* im Ansteigen *der Mortalitätsrate,* wenn nicht ein Abfallen zu verzeichnen ist. Da in der Literatur über wesentliche Verbesserungen der stadienspezifischen Überlebenszeiten bei Darmkrebs nicht berichtet wird, darf angenommen werden, daß diese erfreulichen Verbesserungen der Überlebenschance für einen an kolorektalem Karzinom Erkrankten zumindest zu einem Teil auf das frühe Erkennen von Darmkrebs und seinen Vorstadien zurückzuführen ist. Gleichlautend wird von größeren Kliniken über eine Verschiebung von den Stadien Dukes C und D hin zu den Stadien Dukes A und B berichtet.

Im folgenden will ich detailliert auf die Untersuchungsbefunde anläßlich der Krebsfrüherkennungsuntersuchungen im Jahre 1986 eingehen.

Angaben zu Darmkrebs bei Frauen

Bei 14000 Frauen wurde der Verdacht auf die Existenz eines kolorektalen Karzinoms geäußert. Die Altersverteilung bei der Verdachtsäußerung ist wenig überraschend (Abb. 1). Da wir um die Zunahme dieser Tumoren im Alter wissen, ist das lineare Ansteigen von Werten um 0,3% bei den unter 50jährigen auf Werte von fast 0,8% bei den über 75jährigen Frauen erklärt. Besonders bei den älteren Frauen zeigt sich, daß Frauen mit einem längeren Untersuchungsintervall (2 oder mehr Jahre) ein erhöhtes

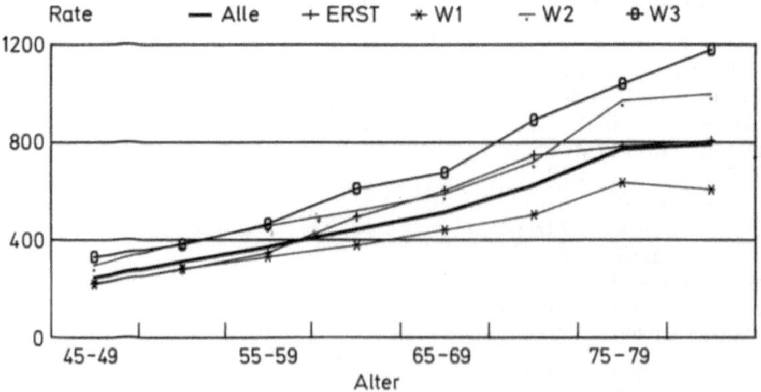

Abb. 1. Verdacht auf kolorektales Karzinom bei Frauen (Rate pro 100000 Untersuchte)

Risiko auf kolorektalen Karzinomverdacht haben. Dazu trägt der Stuhlbluttest in beträchtlichem Ausmaß bei, insbesondere über 70 Jahre alte Frauen haben eine hohe Rate an positiven Stuhlbluttests (Abb. 2).

Betrachtet man die mutmaßlichen Gründe für die Verdachtsäußerungen auf eine kolorektale Neubildung bei Frauen, so zeigt sich, daß weit über die Hälfte aller Verdachtsäußerungen auf einen positiven Stuhltest zurückzuführen sind (Tabelle 2). Nur ein Viertel der Verdachtsäußerungen ist auf sichtbares Blut im Stuhl zurückzuführen; ein weiteres Viertel geht auf den positiven Tastbefund und Stuhlunregelmäßigkeiten zurück (wegen der Möglichkeit von Mehrfachnennungen auf den benutzten Dokumentationsbögen addieren sich diese Zahlen zu mehr als 100%).

Insbesondere bei den Frauen müssen wir, was die kolorektalen Karzinome betrifft, mit einer Unterrepräsentation der histologisch gesicherten Neubildungen rechnen. Insgesamt wurden nur 526 kolorektale Karzinome bei den Frauen histologisch verifiziert und dann auch dokumentiert. Diese Unterrepräsentation ist zum großen Teil darauf zurückzuführen, daß die meisten Früherkennungsuntersuchungen bei Frauen durch Gynäkologen vorgenommen werden, während die Ergebnisse der Abklärungsuntersuchungen dann an den behandelnden Hausarzt bzw. zuständigen Spezialisten übermittelt werden. Zwar haben wir es hier mit einer Dokumentationslücke, nicht aber wahrscheinlich mit einer Erfassungslücke zu tun.

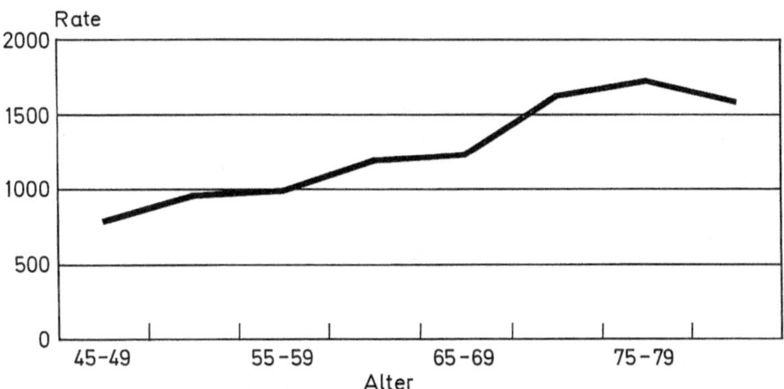

Abb. 2. Positiver Stuhltest bei Frauen (Rate pro 100 000 Untersuchte)

Tabelle 2. Verdacht auf kolorektale Neubildung bei 14 022 Frauen	
Grund	*n*
Sichtbares Blut im Stuhl	3332
Stuhlunregelmäßigkeit	1351
Tastbefund	2145
Positiver Stuhltest	7747

Tabelle 3. Entdeckte kolorektale Tumoren bei Frauen	Kolon	Rektum
Gesamt	233	293
Grund:		
Sichtbares Blut im Stuhl	47	96
Stuhlunregelmäßigkeiten	31	49
Positiver Stuhltest	169	158
Tastbefund	27	107

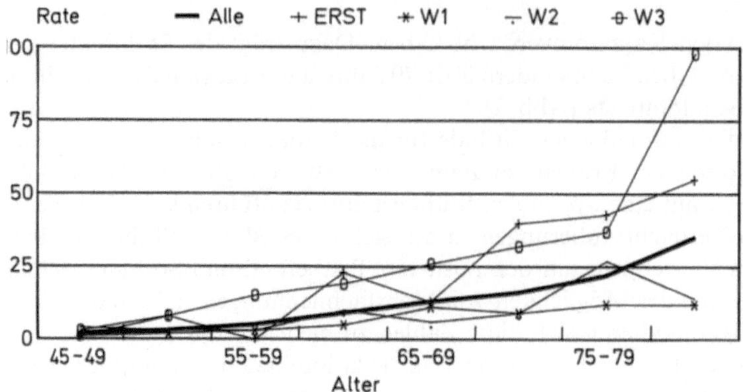

Abb. 3. Entdeckte Kolonkarzinome bei Frauen (Rate pro 100 000 Untersuchte)

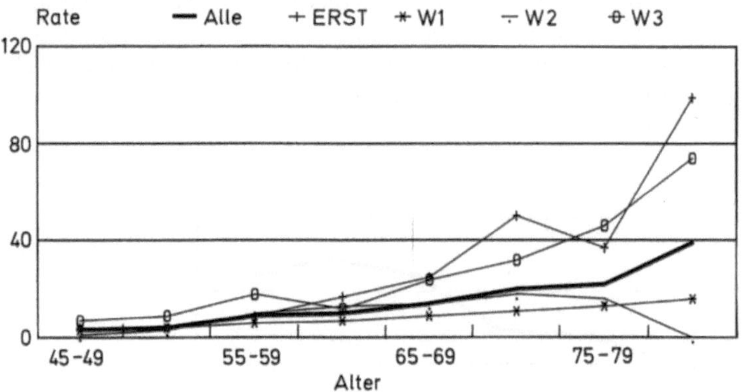

Abb. 4. Entdeckte Rektumkarzinome bei Frauen (Rate pro 100 000 Untersuchte)

In bezug auf das Alter weisen die Entdeckungsraten sowohl beim Kolonkarzinom als auch beim Rektumkarzinom einen linearen Trend auf (Abb. 3 und 4). Bemerkenswert ist auch hier das starke Auseinanderklaffen der Entdeckungsraten für Teilnehmerinnen im regelmäßigen Turnus (ein- bzw. zweijähriges Untersuchungsintervall) gegenüber Erstteilnehmerinnen und Teilnehmerinnen mit einer länger zurückliegenden Voruntersuchung.

Die Mehrzahl kolorektaler Karzinome wurde aufgrund des positiven Stuhlbluttests entdeckt (Tabelle 3). Beim Screening auf das Rektumkarzinom spielen – und dies geht aus unseren Daten deutlich hervor – die Tastuntersuchung und sichtbares Blut im Stuhl eine ebenfalls große Rolle. Hingegen sind Stuhlunregelmäßigkeiten von untergeordneter Bedeutung. Ein Teil der positiven Tastbefunde bei entdecktem Kolonkarzinom (27 Fälle) ist mit zufälliger Koinzidenz zu erklären.

Angaben zu Darmkrebs bei Männern

Bei knapp 15000 Männern wurde ein Verdacht auf eine kolorektale Neoplasie geäußert; der Verdacht hierauf nimmt mit dem Alter gering steigend von Werten um
0,9% auf ca. 1,5% bei den über 80jährigen Männern zu (Abb. 5). Wiederum zeigt sich
ein deutlich vermindertes Risiko für diejenigen Männer, die jährlich an Früherkennungsuntersuchungen teilnehmen. Die Rate der stuhltestpositiven Männer ist ebenfalls altersabhängig, ein deutlicher Häufigkeitssprung zeigt sich bei den über
70jährigen Männern (Abb. 6). Wie bei den Frauen, so ist auch bei den Männern mehr
als die Hälfte der Verdachtsäußerungen auf den positiven Stuhlbluttest zurückzuführen, ferner je ein Viertel auf sichtbare Blutspuren bzw. auffällige Tastbefunde und
Stuhlunregelmäßigkeiten (Tabelle 4). Wie bereits erwähnt, ergibt sich wegen der
Mehrfachnennungsmöglichkeiten auch hier die Addition von mehr als 100%.

Bei den Männern ist die Altersabhängigkeit der Entdeckungsrate sowohl für das
Kolonkarzinom als auch für das Rektumkarzinom viel deutlicher ausgeprägt als bei
den Frauen. Die Entdeckungsrate für das Kolonkarzinom eilt der Entdeckungsrate

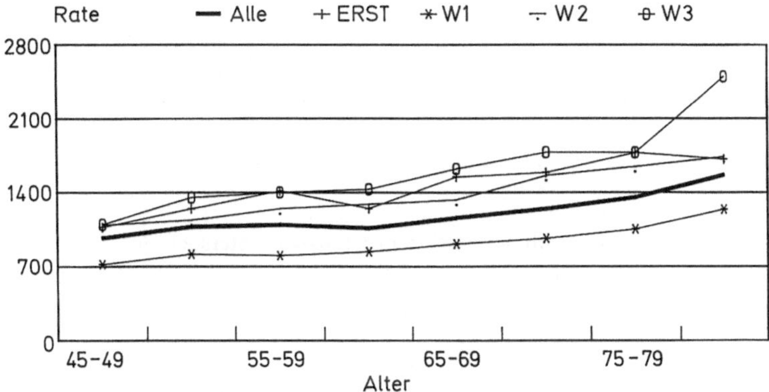

Abb. 5. Verdacht auf kolorektales Karzinom bei Männern (Rate pro 100 000 Untersuchte)

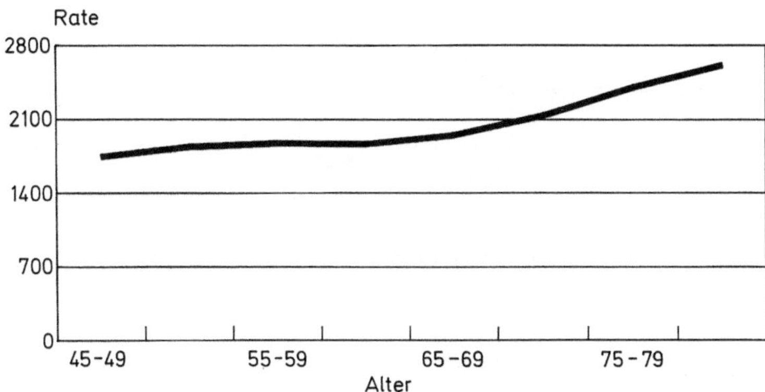

Abb. 6. Positiver Stuhltest bei Männern (Rate pro 100 000 Untersuchte)

Tabelle 4. Verdacht auf kolorektale Neubildung bei 14 791 Männern

Grund	*n*
Sichtbares Blut im Stuhl	4289
Stuhlunregelmäßigkeit	2025
Tastbefund	2819
Positiver Stuhltest	9340

Tabelle 5. Entdeckte kolorektale Tumoren bei Männern

	Kolon	Rektum
Gesamt	501	636
Grund:		
Sichtbares Blut im Stuhl	158	268
Stuhlunregelmäßigkeiten	109	169
Positiver Stuhltest	370	350
Tastbefund	51	275

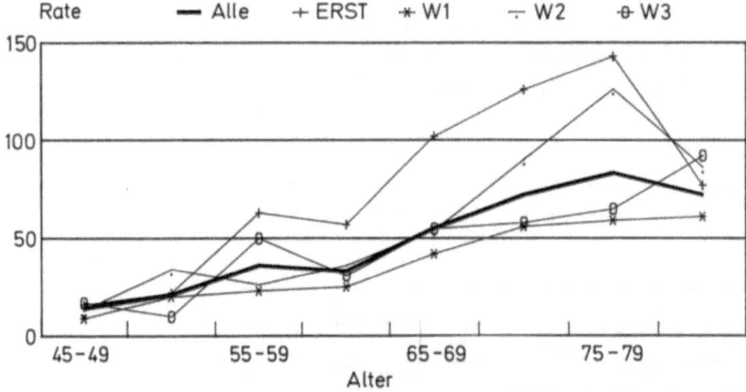

Abb. 7. Entdeckte Kolonkarzinome bei Männern (Rate pro 100 000 Untersuchte)

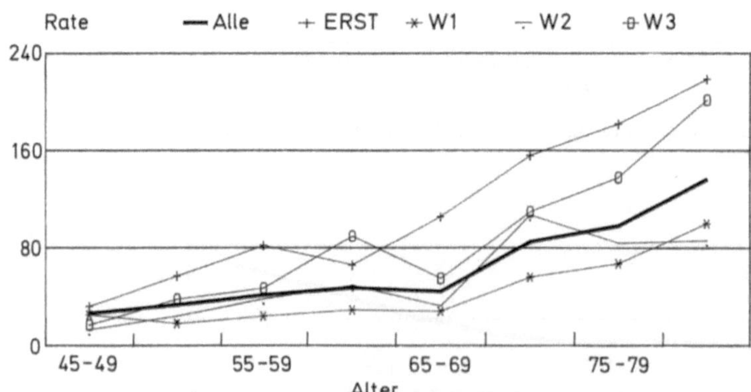

Abb. 8. Entdeckte Rektumkarzinome bei Männern (Rate pro 100 000 Untersuchte)

für das Rektumkarzinom um ca. 5 Jahre voraus; dies ist eine Bestätigung der klinischen Beobachtungen (Abb. 7 und 8). Da die Früherkennungsuntersuchung, die Äußerung eines Verdachts und die weiterführende Abklärung in der Hand oder der Regie des Hausarztes, des Internisten oder des Urologen liegt, sind wegen der dadurch bedingten vollständigeren Dokumentation der kolorektalen Karzinome bei den Männern die Zahlen valider.

Insgesamt wurden 1137 kolorektale Neoplasien bei den Männern histologisch verifiziert und dokumentiert und dabei weit über die Hälfte wegen eines positiven Stuhlbluttests entdeckt; besonders für das Rektumkarzinom muß die Bedeutung von Anamnese und digitaler Palpation betont werden (Tabelle 5).

Schlußfolgerung

Das kolorektale Screening im Rahmen des gesetzlichen Krebsfrüherkennungsprogramms trägt in nennenswertem Umfang zur Früherkennung von Krebserkrankungen des Darms sowohl bei Frauen wie auch Männern bei. Die Zunahme der Entdekkungsrate bei größerem Abstand zwischen den einzelnen Früherkennungsuntersuchungen belegt den Sinn des jährlichen Untersuchungsintervalls.

Grenznutzenanalyse der Abklärungsdiagnostik im kolorektalen Screening

B.-P. Robra

Einführung

Aufgabe der Grenznutzenanalyse ist es, den *Zusatznutzen* eines bestimmten Vorgehens über den Nutzen eines anderen Vorgehens herauszuarbeiten. Eine Grenznutzenbetrachtung braucht 2 Voraussetzungen:

1. (mindestens) eine Alternative – in diesem Fall bei der Abklärungsdiagnostik im kolorektalen Screening – und
2. ein konsensfähiges Nutzenkriterium.

Zum gegebenen Thema sollen zunächst Alternativen bei der Abklärungsdiagnostik im Screening herausgearbeitet werden. Dann soll ein Nutzenmaß begründet und schließlich mit Hilfe einer kleinen Modellrechnung gezeigt werden, daß rationale Empfehlungen für eine Abklärungsdiagnostik im Screening durchaus ein Abgehen von diagnostischen Standards, die in der Klinik bewährt erscheinen, nahelegen können.

Empfehlungen zur Abklärungsdiagnostik

Es existieren einige Empfehlungen zur Abklärungsdiagnostik von positiven Okkultbluttests im Screening, die sich nach Aufwand, mutmaßlichem Ertrag, Aggressivität und Kosten unterscheiden. Das – immer noch gültige – Merkblatt Nr. 13 der Kassenärztlichen Bundesvereinigung (KBV 1976) definiert die Abklärungsdiagnostik bei positivem Ausfall des Okkultbluttests im Rahmen des „gesetzlichen" Krebsfrüherkennungsprogramms so:

1. *Rektoskopie* mit vorausgegangener digitaler Austastung und
2. *Röntgenuntersuchung* des Dickdarms mit Hilfe des Doppelkontrastverfahrens.
3. *Hohe Koloskopie.* Eine hohe Koloskopie sollte jedoch im allgemeinen nur dann durchgeführt werden, wenn durch die Maßnahmen 1 und 2 eine sichere Blutungsquelle nicht aufgedeckt werden konnte.

Nach Gnauck (1984) gehören zur Abklärungsdiagnostik bei positivem Ausfall des Okkultbluttests im Rahmen des sog. „gesetzlichen" Krebsfrüherkennungsprogramms: a) Rektoskopie und Röntgen, bei negativem Ergebnis erneuter Okkultbluttest und *Koloskopie nur bei persistent positiven Probanden* oder b) Koloskopie – wenn verfügbar – bereits *als primäre Abklärungsuntersuchung.*

Hardcastle et al. (1986) klärten in ihrer kontrollierten Studie die testpositiven Screeningteilnehmer durch körperliche Untersuchung, starre und flexible Sigmoidoskopie bis 60 cm und Doppelkontrasteinlauf ab. In der Wiederholungsrunde nach 2 Jahren (zu der Probanden eingeladen wurden, die sich in der ersten Runde mit negativem Ergebnis beteiligt hatten), wurde bei testpositiven Probanden eine körperliche Untersuchung sowie eine starre und eine flexible *Sigmoidoskopie* durchgeführt. Anschließend wurden sie gebeten, den Okkultbluttest über einen Zeitraum von 6 Tagen zu wiederholen und dabei Ernährungseinschränkungen zu beachten. Eine Koloskopie wurde nur bei persistent positiven Patienten durchgeführt. Im übrigen läßt Hardcastle Patienten, bei denen nur eines der Felder im Okkultbluttest positiv ist, den Test wiederholen (persönl. Mitteilung Mai 1988). Seine Begründung ist, daß es dem Ablesenden dann leichter falle, zweifelhafte Verfärbungen als positiv zu werten.

Elliot et al. (1984) bestellen im Screening testpositive Probanden zu einer zweiten Testperiode von 6 Tagen mit gleichzeitigen Ernährungsrestriktionen zur Steigerung der Spezifität ein.

Barry et al. (1987) finden in einer Modellrechnung mit 4 diagnostischen Tests, die zu 7 Strategien zusammengestellt sind, daß die Röntgen-Doppelkontrastmethode das günstigste Kosten-Effektivitäts-Verhältnis hat. Die starre Sigmoidoskopie mit Kontrasteinlauf kann durchaus mit der Koloskopie konkurrieren. Der Übergang von einer Strategie zur anderen kann einen Unterschied von mehreren 10 000 bis zu 500 000 Dollar pro zusätzlich verhütetem Krebstodesfall (als Maß des Grenznutzens) ausmachen. Diese Modellrechnung gilt für den „Basisfall" eines 65jährigen asymptomatischen Patienten und ändert sich mit dem Risiko für das Vorliegen eines Krebses (d. h. mit dem Alter und der Screeninganamnese) und mit anderen Faktoren, z. B. den (unterstellten) Kostenrelationen der Untersuchungsmethoden, ihren Komplikationsdichten und dem langfristigen Nutzen, der einer Polypektomie unterstellt wird.

Es werden also Abklärungsuntersuchungen mit verschiedener Sensitivität, Praktikabilität und – hinsichtlich ihrer Nebenwirkungen – Aggressivität empfohlen, deren Auswahl unter Kostenaspekten gut überlegt sein sollte. Wie ein kleines Experiment gezeigt hat, kann man nicht davon ausgehen, daß Ärzte, denen Tests mit definierten, unterschiedlich kombinierten Leistungskennziffern (Sensitivität, Spezifität, Kosten) zur Auswahl vorgelegt werden, ohne weiteres einen als besten bezeichnen können (Simpson et al. 1978). Alle rationalen Überlegungen setzen (mindestens) ein eindeutiges Nutzenkriterium voraus, dessen Festlegung eine medizinische oder gesundheitspolitische Prioritätensetzung verlangt.

Nutzenkriterium

Der Nutzen eines Screeningprogramms ist notorisch schwierig zu bestimmen (vgl. Eddy et al. 1987), vor allem wenn – wie beim kolorektalen Screening – randomisierte kontrollierte Studien noch laufen und (anders als bei der Zervixzytologie) der Einsatz des Basisscreeningtests noch nicht in allen Ländern gleichermaßen akzeptiert ist. Die Minimalforderung an ein Screeningprogramm ist offensichtlich, daß sein Gesamtnutzen positiv ist. Das bedeutet, daß das Programm denjenigen, die richtig-positiv getestet worden sind, mehr nutzt als es denen schadet, die falsch-positiv getestet worden sind (Brecht 1985), und zwar aus rein medizinischer Sicht, ohne daß zunächst Kostenüberlegungen eine Rolle spielen. (Richtig-negativ getestete Probanden bekommen zwar eine psychologisch wichtige Bestätigung ihres Gesundheitszustands, doch wird einem solchen Test keine gesundheitliche Produktivität zugesprochen; bei falschnegativ getesteten Probanden wird unterstellt, daß sich ihr Krankheitsverlauf durch das Screeningergebnis gegenüber der Situation ohne Screeningtest letztlich nicht ändert. Beide Gruppen können daher außer Betracht bleiben.)

Aus diesen Überlegungen folgt, daß man für praktische Zwecke der Programmevaluation dann von einem positiven Gesamtnutzen ausgehen kann, wenn das Verhältnis der Zahl richtig bestätigter Verdachtsfälle zur Zahl der nicht bestätigten Verdachtsfälle einen bestimmten kritischen Wert überschreitet (Brecht 1985). Den genannten Quotienten können wir auch in einfach dokumentierten Früherkennungsprogrammen empirisch bestimmen. Damit haben wir einen Schlüssel in der Hand, der uns eine – auch normative oder gesundheitsökonomische – Reflexion verschiedener Screening- und Abklärungsstrategien gestattet. Die Frage nach dem positiven Gesamtnutzen eines Programms läßt sich nun auf eine (komplexe, aber) klinisch relevante Dimension zurückführen: Wieviele falsch indizierte Konisationen ist uns die frühe Entdeckung eines Zervixkarzinoms wert? Oder: Wieviele unauffällige Koloskopien sind wir bereit, für die frühe Entdeckung eines kolorektalen Karzinoms durchzuführen?

Köbberling u. Windeler (1985) z. B. halten angesichts ihrer Kritik an positiven Prädiktionswerten in der Größenordnung von 5–10% offensichtlich einen entdeckten Krebsfall auf 10–20 Abklärungsuntersuchungen nicht mehr für akzeptabel. Frühmorgen (1984) dagegen ist bereit, „20–30 Personen pro Neoplasma durchzudiagnostizieren". Je nach subjektiver Bewertung des Screeningnutzens, der Risiken und Unannehmlichkeiten der Abklärungsuntersuchung und der gesundheitlichen Produktivität des eigenen ärztlichen Zeitbudgets mag jeder für sich festlegen, welcher „kritische Wert" signalisiert, daß des Guten zu viel getan wird. Es bleibt legitimer Raum für individuelle Einschätzungen und Präferenzen.

Wenn man sich aber festgelegt hat, dann sollte man auch konsequent bei der gewählten Fixierung der Nutzenbewertung bleiben. Hier setzt der dritte Teil dieser Ausarbeitung an, eine Modellrechnung.

Modellrechnung

Wenn wir unter Verzicht auf sofortige maximale Abklärungsmaßnahmen den Okkultbluttest erst einmal wiederholen ließen – und zwar zur Steigerung der Sensitivität in der zweiten Stufe doppelt –, dann müßten wir zwar einige potentiell entdeckbare Karzinome (zusätzlich) übersehen, dafür könnten wir aber auch Abklärungsuntersuchungen einsparen, und zwar je nach Testgüte und Prävalenz der Zielkrankheit in erheblichem Ausmaß. Dies zeigt eine Modellrechnung (Robra 1987), deren Eckwerte und Regeln in Tabelle 1 zusammengefaßt und deren zentrales Ergebnis in Abb. 1 dargestellt ist: je geringer die Prävalenz entdeckbarer Zielläsionen ist, desto kritischer wird das Verhältnis von Aufwand zu diagnostischem Ertrag.

Der Quotient „gesparte Nachunteruchungen pro übersehenem Karzinom" (d. h. der Kehrwert des positiven Prädiktionswerts) ist z. T. deutlich höher als mit den oben genannten noch „akzeptablen" positiven Prädiktionswerten vereinbar. Konsequenterweise sollte also nach dieser Modellrechnung in einigen für ein Screeningprogramm nicht zu unrealistischen Situationen darauf verzichtet werden, potentiell entdeckbare Karzinome durch sofortigen Einsatz von Abklärungsmaßnahmen zu suchen. Der Grenznutzen ist zu klein.

Die starke Prävalenzabhängigkeit des positiven Prädiktionswertes (PPV) läßt sich mit Hilfe des sog. Bayes-Theorems beschreiben (vgl. z. B. Weinstein et al. 1980):

$$\text{PPV} = (\text{Prävalenz} \cdot \text{Sensitivität})/[\text{Prävalenz} \cdot \text{Sensitivität} + (1 - \text{Prävalenz}) \cdot$$
$$(1 - \text{Sensitivität})]$$

und mit Hilfe der „likelihood ratio" LR = Sensitivität/(1 − Spezifität) nach Übergang
auf den logit des positiven Prädiktionswerts ln (PPV/(1 − PPV)) linearisieren als

$$\text{logit PPV} = \text{logit Prävalenz} + \ln(\text{LR}).$$

Abbildung 2 zeigt die zwingende Abhängigkeit des positiven Prädiktionswerts eines
Tests von der Prävalenz der Zielkrankheit für Tests verschiedener Güte, die hier durch
ihre „likelihood ratio" charakterisiert sind.

Tabelle 1. Modellrechnung zur zweistufigen Screeningstrategie – doppelte Wiederholung eines
Screeningtests

Eckwerte der Modellrechnung
Testsensitivität   60–80%
Testspezifität   97–99%
Prävalenz entdeckbarer Zielkrankheiten 1:1000 bis 15:1000

Reihentests
(als positiv gilt ein Fall, wenn alle Einzeltests positiv ausfallen)
$SE_{Reihe} = SE_1 \cdot SE_2$
$SP_{Reihe} = 1 - (1 - SP_1) \cdot (1 - SP_2)$

Paralleltests
(als positiv gilt ein Fall, wenn mindestens ein Einzeltest positiv ausfällt)
$SE_{parallel} = 1 - (1 - SE_1) \cdot (1 - SE_2)$
$SP_{parallel} = SP_1 \cdot SP_2$

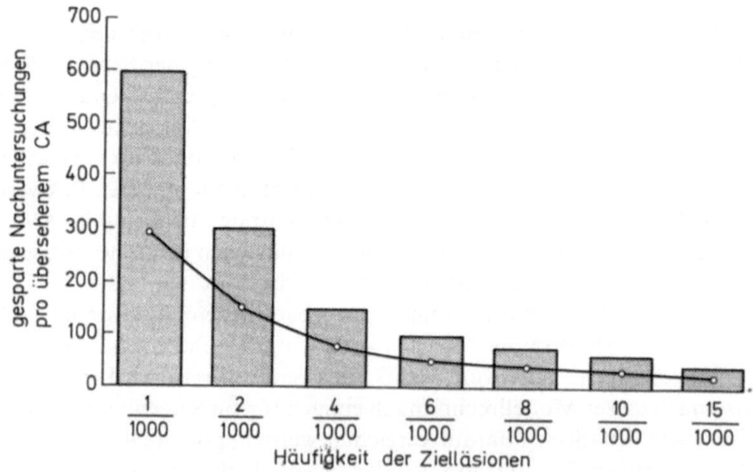

Abb. 1. Anzahl der gesparten Nachuntersuchungen pro übersehenem Karzinom (*CA*) in Abhängigkeit von der Häufigkeit der Zielläsionen für zwei Tests (Säulen Se = 80%, Sp = 98% bzw.
Linie Se = 60%, Sp = 97%) bei der zweistufigen Screeningstrategie

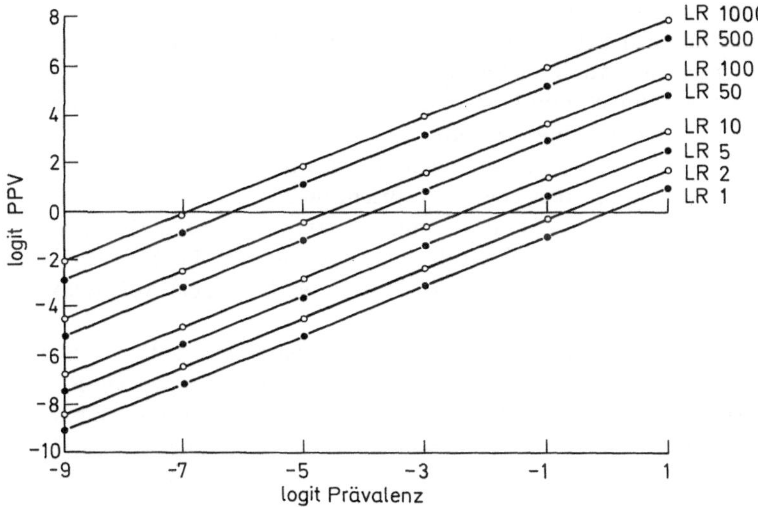

Abb. 2. Positiver Prädiktionswert (logit-Transformation) eines Tests in Abhängigkeit von der Prävalenz der Zielkrankheit (logit-Transformation) und der „likelihood ratio" des Tests

Schlußfolgerungen

Die in den beiden Abbildungen gezeigten Zusammenhänge legen Schlußfolgerungen für die Planung und weitere Entwicklung von Früherkennungsprogrammen nahe:

– Screeningstrategie und Abklärungsstrategie hängen über die im Screening bewirkte Prävalenzanreicherung funktionell zusammen. Man kann die eine Strategie nicht verbessern wollen, ohne die andere zur Disposition zu stellen.

– Wegen der starken Abhängigkeit des positiven Prädiktionswerts von der Prävalenz der Zielläsion (und unkontrollierter Selektionseinflüsse) können Empfehlungen zur Abklärungsdiagnostik aus der Klinik nicht ungeprüft in der Primärversorgung und erst recht nicht beim Screening von asymptomatischen Personen gültig sein. Dies gilt um so mehr für Abklärungsempfehlungen aus Spezialkliniken (mit hoher Prävalenz der Zielkrankheit in der Klientel). Eine rationale Abklärungsstrategie kann für verschiedene Zielgruppen, die nach Alter, Screeningvorgeschichte oder anderen Prävalenzindikatoren definiert sind, durchaus unterschiedlich aussehen. In dieser Hinsicht fehlen uns für das kolorektale Screening wichtige empirische Daten (Robra 1987).

– Am besten wird die Abklärungsstrategie bei positiven Screeningtests aus dem Screeningprogramm von „unten" her in kontrollierten Studien in einem iterativen Prozeß entwickelt. Eine Bewertung von Abklärungsmaßnahmen aus der Perspektive von „unten" findet schon bisher in unkontrollierter Weise statt, wenn ein anscheinend nennenswerter Teil der Allgemeinärzte den Okkultbluttest gegen den Rat von Experten erst einmal wiederholt.

– Eine selbstgestellte „forensische Falle" muß bei der Abgabe von Empfehlungen zur Abklärungsdiagnostik vermieden werden. Statt Maximalforderungen ohne differenzierte Berücksichtigung von Praktikabilität, Wirtschaftlichkeit und Testtheorie sind Minimalempfehlungen mit Angabe von (möglichst quantifizierten) Anhaltspunkten, die weitergehende Maßnahmen rechtfertigen *können,* mit großer Sicherheit ärmer an Nebenwirkungen und kostengünstiger. Sie verlangen allerdings eine gezielte Befolgung, um nicht weniger effektiv zu sein.

Wir sollten daher flexible Abklärungsstrategien bei positiven Okkultbluttests im Screening praktisch erproben mit den beiden Stoßrichtungen

a) einer erheblichen Reduktion der Zahl der nötigen Abklärungsuntersuchungen bei nur geringer Erhöhung der Zahl der übersehenen Fälle, dadurch *Verbesserung der Effizienz* und des Verhältnisses von Risiko zu Nutzen bei (geringer) Aufgabe von Effektivität,

b) Gewinn von Freiraum für Modifikationen der Screeningstrategie, z. B. zur Steigerung der Sensitivität der Okkultbluttests durch Abpuffern der (bei gegebener ROC-Kurve) damit verbundenen (starken) Zunahme der Zahl von unproduktiven Nachuntersuchungen – mit der angestrebten Konsequenz einer *Steigerung der Effektivität* insgesamt.

Literatur

Barry MJ, Mulley AG, Richter JM (1987) Effect of workup strategy on the cost-effectiveness of fecal occult blood screening for colorectal cancer. Gastroenterology 93:301–310

Brecht JG (1985) The utility of cancer screening – a decision help by critical values. In: Walter E, Neiß A (eds) Methodical problems in early detection programmes. Springer, Berlin Heidelberg New York, pp 110–115

Eddy DM, Nugent FW, Eddy JF, Collen J, Gilbertsen V, Gottlieb LS, Rice R, Sherloch P, Winawer S (1987) Screening for colorectal cancer in a high-risk population. Gastroenterology 92:682–692

Elliot MS, Levenstein JH, Wright JP (1984) Faecal occult blood testing in the detection of colorectal cancer. Br J Surg 71:785–786

Frühmorgen P (1984) Effektivität und Praktikabilität des Haemoccult-Screenings – eine prospektive Studie. In: Frühmorgen P (Hrsg) Prävention und Früherkennung des kolorektalen Karzinoms. Springer, Berlin Heidelberg New York, S. 125–191

Gnauck R (1984) Übersicht und Beweiskraft europäischer und amerikanischer Haemoccult-Studien. In: Frühmorgen P (Hrsg) Prävention und Früherkennung des kolorektalen Karzinoms. Springer, Berlin Heidelberg New York, S. 99–107

Hardcastle JD, Armitage NC, Chamberlain J, Aman SS, James PD, Balfour TW (1986) Fecal occult blood screening for colorectal cancer in the general population – results of a controlled trial. Cancer 58:397–403

Kassenärztliche Bundesvereinigung (Hrsg) (1976) Schnelltest auf occultes Blut im Stuhl mittels Testbriefchen (modifizierter Guajac-Test nach Greegor) im Rahmen der gesetzlichen Krebsfrüherkennungs-Maßnahmen. Merkblatt Nr. 13, Köln

Köbberling J, Windeler J (1985) Der Test auf okkultes Blut im Stuhl. Thieme, Stuttgart

Robra BP (1987) Plädoyer für eine neue Abklärungsstrategie bei positiven Okkultblut-Tests im Screening. Leber Magen Darm 17:113–124

Simpson PR, Chamberlain J, Gravelle HSE (1978) Choice of screening tests. J Epidemiol Community Health 32:166–170

Weinstein MC, Fineberg HV, Elstein AS, Frazier HS, Neuhauser D, Neutra RR, McNeil BJ (1980) Clinical Decision Analysis. Saunders, Philadelphia

Diskussion

Matek: Wenn ich Sie richtig verstanden habe, wollen Sie die Kontrollintervalle möglichst weit auseinanderziehen, um Aussagen machen zu können. Riskieren Sie da nicht, daß sich Karzinome entwickeln?

Robra: Es geht um die Möglichkeit einer gestuften Abklärungsdiagnostik im Screening, d. h. einer Situation mit geringer Prävalenz entdeckbarer Zielkrankheiten. Ich riskiere gar nichts, wenn ich meinem Nutzenkriterium treu bleibe. Nur wenn ich erst meine Abklärungsstrategie festlege, dann muß ich je nach Ausgangslage sehr unterschiedliche Nutzen-Risiko-Verhältnisse akzeptieren. Das nicht zu berücksichtigen, scheint mir ebenso gravierend wie die klinische Besorgnis, den einen oder anderen Patienten wieder zu verlieren.

Otto: Wir haben in der Anfangszeit des Tests überprüft, wieviele von den Karzinomen, die wir koloskopisch gesichert hatten, ein-, zwei- oder dreifach testpositiv waren. Ich habe festgestellt, daß 50% nur einmal einen positiven Test hatten. Das heißt, wir würden dann fast die Hälfte der Karzinome übersehen. Das ist ein Punkt, der mich etwas irritiert, wenn ich Ihrer Argumentation folge, die ja mathematisch sicherlich exakt belegt ist. Das zweite ist: Wir haben jetzt gerade anläßlich einer Doktorarbeit 500 Haemoccult-Positive nachkoloskopiert. Diese 500 Patienten, die alle aus der dörflichen Bevölkerung stammen, hatten bis 50% Dukes-C-Läsionen. Das macht mich dann natürlich etwas unruhig gegenüber Ihrem exakt mathematisch vorgelegten Konzept.

Robra: Man muß für die Modellrechnung u. a. die Frage prüfen, ob die Tests wirklich unabhängig voneinander sind, wenn man sie wiederholt. Das ist ja ein paar Tage später. Um eine solche Optimierungsdiskussion über das Niveau einer Modellrechnung hinaus führen zu können, brauchen wir auch nach 10 Jahren Screening einfach noch mehr Daten. Hardcastle fand bei einer Testwiederholung nach 3 Tagen 27,9% falsch-negative Ergebnisse, nach 6 Tagen nur noch 9,7%. Wären die beiden Tests wirklich voneinander unabhängig, dann würde man hier ca. 7−8% erwarten müssen. Das heißt, 2 Testserien, die einige Zeit voneinander appliziert werden, scheinen tatsächlich weitgehend unabhängig voneinander zu sein. Das wundert auch nicht, wenn das Blutungsmuster sich einigermaßen gleichmäßig über die Zeit verteilt, selbst wenn es intermittiert. Ich kann nur sagen, aus meiner Sicht gibt diese Modellrechnung genug Anhaltspunkte, über eine wissenschaftliche Studie nachzudenken, wie man Belege zugunsten einer flexiblen Abklärungsstrategie beschaffen könnte. Ich sage ja nicht, wir sollten jetzt die Empfehlung in der Routineversorgung drastisch ändern.

Otto: Diese Aussage beruhigt mich enorm. Es läßt mich auch gleichzeitig daran denken, dies in eine Studie hineinzunehmen, bevor wir anfangen, über andere hochtrabende theoretische Dinge zu forschen. Wobei ich natürlich die Adenomgeschichten durchaus parallel im Auge behalte. Der Adenomträger oder der resezierte Adenomträger mit einem Haemoccult-Test alle 2 Jahre, das würde dann auch noch ein bißchen helfen. die Zahl der Nachkontrollen zu reduzieren.

Gnauck: Ich finde auch gut, Herr Robra, daß Sie klargestellt haben, daß Sie nicht beabsichtigen, mit diesem Vorschlag an die Krebsfrüherkennungsuntersuchung heranzugehen. Denn so sehr ich für die Suche nach der effektivsten Abklärungsstrategie bin, das würde ich für unzulässig halten. Eine KFU, die uns so wenig bekannt ist wie unsere eigene, wo die Polypen überhaupt noch nicht erfaßt sind – jetzt sollen sie irgendwann auf den Bogen kommen, aber es wird dauern – an der kann man nichts unkontrolliert ändern. Man muß das erst einmal analysieren, ehe man sich überhaupt an eine veränderte Abklärungsstrategie macht.

Man muß sich auch überlegen, daß der Okkultbluttest zwei Arten von Fehlern hat. Das eine sind die „random errors" und das andere sind die „non random errors". Was machen Sie, wenn Sie den Test wiederholen? Sie schalten lediglich die „random errors" aus, d. h. falsches Ablesen. Der Assistent ist sich dann ganz sicher: das ist ein positiver Test. Das ist irgendwie ein bißchen die alte Vogel-Strauß-Methode: Positiver Pap-Abstrich? Wiederholen wir erst mal. Andere Leute machen dann halt eine Biopsie. Die „non random errors" aber des Haemoccult-Tests entstehen dadurch, daß diese Blutung eben besonders bei großen Adenomen intermittierend auftritt. Das können Sie nicht ausschalten. Es ist interessant, daß Tests nach 6 Tagen die Chance dann etwas erhöhen, diesen Fehler zu reduzieren.

Robra: Ein Krebs, der wirklich intermittierend blutet und dessen Blutungsmuster kürzer ist als das Wiederholungsintervall, bei dem ist das Blutungsmuster auch ein „random error". Die kleine Gruppe von Leuten, die überhaupt nicht blutet, ergäbe einen systematischen Fehler. Man muß sagen, in diesem Fall unterschätzt die Modellrechnung den wahren Effekt, denn die hier eingesetzte Sensitivität der zweiten, also der Wiederholungsstufe ist zu niedrig. Sie müßte gesteigert werden.

Gnauck: Ich habe auch nicht von Karzinomen gesprochen, da haben Sie möglicherweise recht. Ich rede von den großen Adenomen, die von vornherein nur mit einer Sensitivität von 50%, vielleicht sogar mit 40% erfaßt werden. Da sollten wir immer im Hinterkopf behalten, daß es Berechnungen gibt, die sagen, der Nutzen des ganzen Programms besteht nicht darin, mehr Dukes-A- statt Dukes-C-Karzinome zu diagnostizieren, sondern die Adenome zu erkennen. Das ist möglicherweise 90% des Langzeitnutzens dieses Screenings. Deshalb sind die Adenome für mich so wichtig. Für die, meine ich, ist diese doppelte Strategie gut, weil Sie wirklich intermittierend bluten. Ich glaube nicht, daß man mit 6 Tagen diesen Verlust auffangen kann. Da sollte man froh sein, wenn man einen positiven Test hat.

Adäquate Therapie kolorektaler Frühkarzinome.
Eigene Ergebnisse und Literaturvergleich

P. Frühmorgen, B. Neef und H. Seeliger

Einleitung

Trotz intensiver Bemühungen haben sich in den letzten Jahren die chemo- und strahlentherapeutischen Behandlungsmöglichkeiten des Dickdarmkarzinoms nicht verbessert. Auch heute noch wird das Kolonkarzinom häufig erst in Spätstadien mit schlechter Prognose entdeckt. Die Bemühungen der letzten Jahrzehnte zielten daher auf die Erkennung von Vor- und Frühstadien, um damit die Inzidenz und Mortalität kolorektaler Karzinome zu senken. Adenome gelten nach der heute gemeinhin anerkannten Adenom-Karzinom-Sequenz als präkanzeröse Läsionen [12, 13]. Die endoskopische Polypektomie [8] ist seit Jahren als adäquates und risikoarmes Verfahren zur Entfernung kolorektaler Adenome anerkannt.

Vergleichende Studien, insbesondere daraus abgeleitete therapeutische Konsequenzen, machen eine einheitliche und verbindlich definierte Klassifikation kolorektaler Polypen und Karzinome erforderlich. Nach der WHO-Definition werden neoplastische Veränderungen des Kolorektums als Adenome bezeichnet, wenn atypische drüsige Strukturen mit leichter, mittelschwerer und schwerer Zellatypie auf die Mukosa begrenzt sind [13, 19]. Von einem Karzinom spricht die WHO erst dann, wenn die atypischen Veränderungen die Muscularis mucosae durchbrochen haben [13, 19]. Infiltrative Karzinome, die bis in die Submukosa und nicht tiefer reichen, werden nach der pTNM-Klassifikation als pT1 eingestuft [17]. Nur sie sollten als kolorektale Frühkarzinome bezeichnet werden [12, 14]. Früher verwendete Begriffe, wie Carcinoma in situ, fokales Karzinom oder Mukosakarzinom, sollten heute vermieden werden [12]. Diese auf die Mukosa begrenzten Läsionen werden von der WHO als Adenome mit schwerer Zellatypie bezeichnet. Ein Kolonpolyp, in welchem sich neben dem invasiven Karzinom histologisch noch Adenomstrukturen nachweisen lassen, wird als Adenom mit invasivem Karzinom bezeichnet. Sind keine Adenomstrukturen mehr nachweisbar, handelt es sich um ein polypöses Karzinom.

Die Häufigkeit von Adenomen mit invasivem Karzinom wird, bezogen auf die Gesamtzahl endoskopisch ektomierter kolorektaler Adenome, zwischen 0,4 und 5,3% angegeben [3, 4, 6, 15, 18, 22, 29]. Die Malignitätsrate wird beeinflußt von der Größe, dem histologischen Typ und der makroskopischen Wuchsform [8, 15, 16, 29].

Nach Diagnosestellung eines Adenoms mit invasivem Karzinom bzw. eines polypösen Karzinoms stellt sich die Frage nach der adäquaten Therapie. Seit Mitte der 70er Jahre wird von verschiedenen Autoren die alleinige koloskopische Polypektomie als angemessene Therapiemaßnahme zur Behandlung maligner kolorektaler Polypen unter bestimmten Prämissen propagiert [8, 11, 24, 29]. Zu diesen Prämissen gehören, daß es sich um ein Frühkarzinom (pT1) handelt, welches endoskopisch sicher im Gesunden abgetragen wurde, und daß kein sog. high-risk-Karzinom vorliegt [8, 11, 14, 16, 24, 29]. Nach Hermanek gelten als high-risk-Karzinome: Adenokarzinome und muzinöse Adenokarzinome mit schlechtem Differenzierungsgrad bzw. vom Malignitätsgrad 3, Siegelringzellkarzinome, pleomorphe undifferenzierte Karzinome sowie die histologisch einwandfrei nachweisbare Invasion in Lymphgefäße [11, 16]. Von Williams wird als ungünstiges histologisches Kriterium auch ein Veneneinbruch angesehen [28]. Ferner wird gefordert, daß regelmäßige Nachsorgeuntersuchungen gewährleistet sind. In allen anderen Fällen ist die Indikation zur chirurgischen Nachresektion gegeben, sofern es Alter und Allgemeinzustand des Patienten erlauben. Ein derartiges Vorgehen blieb jedoch nicht unwidersprochen. Andere Autoren sind der Ansicht, daß bei jedem Polypen, in welchem ein Adenom mit invasivem Karzinom nachgewiesen worden ist, eine chirurgische Nachresektion erforderlich ist [3, 26].

In unserer Klinik verfahren wir seit 1982 so, daß im Gesunden entfernte pT1-Karzinome ohne high-risk-Kriterien lediglich endoskopisch abgetragen, nachbeobachtet und nicht chirurgisch nachreseziert werden. Anhand einer prospektiven Untersuchung mit den in unserer Klinik gemachten Erfahrungen sowie den in der Literatur bereits beschriebenen Ergebnissen haben wir die Richtigkeit eines derartigen therapeutischen Vorgehens überprüft.

Patienten und Methoden

In den Jahren 1982–1987 haben wir insgesamt 5249 Koloskopien durchgeführt. Bei 1769 dieser Patienten wurden Polypen entfernt. Bei 43 Patienten fanden sich 44 maligne kolorektale Polypen (Adenome mit invasivem Karzinom bzw. polypöse Karzinome). Die histologischen Untersuchungen erfolgten nach einem standardisierten Untersuchungsschema (Tabelle 1). Unser weiteres therapeutisches Vorgehen erfolgte nach den Ergebnissen der histopathologischen Befundung. Handelte es sich bei dem entfernten Polypen um ein Frühkarzinom (pT1) ohne high-risk-Kriterien, und war dieses im Gesunden entfernt worden, blieb es bei der alleinigen endoskopischen Polypektomie mit regelmäßigen onkologischen Nachsorgeuntersuchungen. War die

Tabelle 1. Histologische Untersuchung des koloskopisch ektomierten Polypen

1. Histologische Klassifikation nach WHO

2. Entfernung im Gesunden, fraglich im Gesunden, nicht im Gesunden?

3. Falls Karzinom:
   a) Eindringtiefe (Frühkarzinom, pT1)
   b) Malignitätsgrad I, II oder III?
   c) Lymphgefäßinvasion oder Veneneinbrüche?
   d) Histologischer Typ des Karzinoms bzw. eventueller Adenomreststrukturen?
   e) Adenom mit invasivem Karzinom oder polypöses Karzinom?

4. Falls chirurgische Nachresektion:
   a) Karzinomreste im Resektat?
   b) pTNM-Klassifikation
   c) Lymphknotenmetastasen?

Entfernung eines Frühkarzinoms im Gesunden erfolgt und lagen Kriterien eines high-risk-Karzinoms vor, rieten wir eindringlich zur chirurgischen Nachresektion unter Berücksichtigung von Lebensalter und Operationsfähigkeit. War die Entfernung nur fraglich oder nicht im Gesunden erfolgt, rieten wir ebenfalls zur Nachresektion, unabhängig davon, ob zusätzlich high-risk-Kriterien vorlagen. Regelmäßige postoperative Nachsorgeuntersuchungen waren in allen Fällen empfohlen worden. Die Operation erfolgte bei 5 Patienten in auswärtigen Kliniken, bei den übrigen operierten Patienten in der Allgemeinchirurgischen Klinik unseres Hauses. Die Nachsorgeuntersuchungen erfolgten zum Teil in unserer Klinik, zum Teil in auswärtigen Kliniken bzw. bei niedergelassenen Gastroenterologen oder den Hausärzten. In den Fällen, in welchen wir in unseren Krankenakten über keine ausreichenden Nachsorgedaten verfügten, haben wir bei den an der Nachsorge beteiligten Kollegen die Untersuchungsergebnisse erfragt.

Auf diese Weise haben wir 38 von 43 Patienten weiterverfolgen können. Die Nachsorge war jedoch bei einem Teil der Patienten inkomplett. Bei 5 Patienten sind wir zu keinen follow-up-Daten gelangt. Die maximale Beobachtungsdauer nach Polypektomie betrug 5 Jahre und 9 Monate. Die follow-up-Dauer bei den einzelnen Patienten ist aus Abb. 1 ersichtlich.

Sämtliche 44 endoskopisch ektomierte maligne kolorektale Polypen wurden noch einmal histologisch in unserem Pathologischen Institut nachbefundet und, sofern erforderlich, korrigiert.

Die Kriterien zur Prüfung der Richtigkeit unseres therapeutischen Procederes waren: Die Rate an Lokalrezidiven, die Rate an Metastasen und die Häufigkeit von Tumorresten bzw. Lymphknotenmetastasen im Resektat. Zusätzlich sind wir der Frage nach metachronen Zweitkarzinomen des Kolorektums nachgegangen.

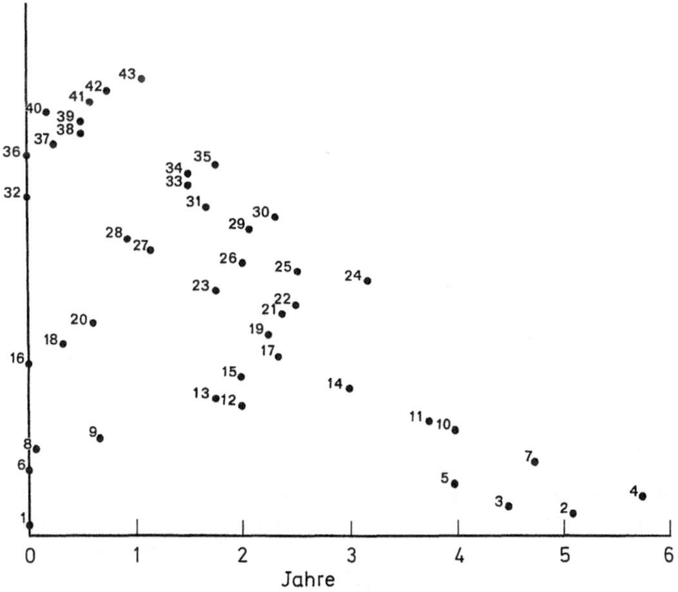

Abb. 1. Follow-up-Dauer nach Polypektomie. Keine Follow-up-Daten: Pat.-Nr. 1, 6, 16, 32, 36

Ergebnisse

Unter den in unserer Klinik von 1982 bis 1987 endoskopisch entfernten kolorektalen Polypen fanden sich 44 maligne Polypen (Adenome mit invasivem Karzinom bzw. polypöse Karzinome) bei 43 Patienten (14 Frauen und 29 Männer). Das Lebensalter der Patienten betrug zum Zeitpunkt der Polypektomie zwischen 43 und 84 Jahre (Tabelle 2). Die Verteilung der Polypen hinsichtlich Größe, Lokalisation, makroskopischer Wuchsform sowie histologischem Typ des Restadenoms geben die Tabellen 3–6 wieder. Bei allen Patienten handelte es sich um ein Karzinom im Sinne der WHO. In 36 Fällen ergab sich ein Adenom mit invasivem Karzinom, in 8 Fällen ein polypöses Karzinom (Tabelle 7). Hierunter waren keine Patienten mit einer familiären Polypose. In allen Fällen handelte es sich um Adenokarzinome; muzinöse Adenokarzinome, Siegelringzellkarzinome oder pleomorphe undifferenzierte Karzinome fanden sich in unserem Patientenkollektiv nicht. Insgesamt konnten von den 44 Polypen 23 endoskopisch im Gesunden, 11 fraglich im Gesunden und 10 nicht im Gesunden entfernt werden (Tabelle 7). Ein primär als „im Gesunden entfernt" beurteilter Polyp

Tabelle 2. Altersverteilung der Patienten ($n=43$)

40–49	50–59	60–69	70–79	>80 Jahre
3	9	12	17	2

Tabelle 3. Größe der Polypen ($n=44$)

<1	1,0–2,0	2,1–3,0	3,1–4,0	>4 cm
4	35	4	1	0

Tabelle 4. Lokalisation der Polypen ($n=44$)

Colon ascendens	Colon transversum	Colon descendens	Sigma	Rektum/ Sigma	Rektum
3	2	3	29	4	3

Tabelle 5. Wuchsform der Polypen ($n=44$)

Gestielt	Tailliert	Sessil	Nicht klassifiziert
18	5	17	4

Tabelle 6. Histologischer Typ der Polypen ($n=44$)

Tub. Adenom +invas. Karzinom	Tub.-vill. Adenom +invas. Karzinom	Vill. Adenom +invas. Karzinom	Adenom ohne nähere Klassifikation +invas. Karzinom	Polyp. Karzinom
5	19	7	5	8

wurde jetzt bei der histologischen Nachuntersuchung als „fraglich im Gesunden entfernt" beurteilt. Nach der Eindringtiefe lag bei 40 Polypen ein Frühkarzinom (pT1) vor. Bei 2 Patienten ergab sich aufgrund des histologischen Befunds am Kolonresektat bereits ein pT2-Stadium. Bei 2 Patienten mit jeweils einem malignen Polypen lag zumindest ein pT1-Stadium vor. Ob bei den Letztgenannten bereits ein pT2-Stadium vorlag, konnte nicht beurteilt werden, da die Patienten die eigentlich indizierte chirurgische Nachresektion abgelehnt hatten. 10 Patienten hatten den Malignitätsgrad I, 26 Malignitätsgrad II und 8 Malignitätsgrad III. Bei der histologischen Nachuntersuchung änderte sich der Malignitätsgrad bei einem Patienten von I nach II und bei 2 Patienten von II nach III. Eine Lymphgefäßinvasion lag in 4 Fällen, Blutgefäßeinbrüche bei 4 Polypen vor. Bei einem Patienten bestanden gleichzeitig Lymphgefäß- und Blutgefäßeinbrüche.

Die Verteilung der Patienten auf die beiden Behandlungsgruppen (konservativ, d. h. alleinige endoskopische Polypektomie, bzw. chirurgisch, d. h. endoskopische Polypektomie mit anschließender chirurgischer Nachresektion) ergibt sich aus Tabelle 8 und 9. Die Behandlungsgruppe mit alleiniger koloskopischer Polypektomie umfaßt

Tabelle 7. Endoskopisch ektomierte maligne kolorektale Polypen (1982–1987)

Patienten	43
Polypen	44
Adenom mit invasivem Karzinom	36
polypöses Karzinom	8
Entfernung im Gesunden	23
fraglich im Gesunden	11
nicht im Gesunden	10
Eindringtiefe pT1 (Frühkarzinom)	40
„zumindest" pT1	2
pT2 (Resektat)	2
Malignitätsgrad I	10
II	26
III	8
Lymphgefäßinvasion	4
Blutgefäßeinbrüche	4
Adenokarzinom	44
Therapie: alleinige endoskopische Ektomie	18
chirurgische Nachresektion	26

Tabelle 8. Therapiegruppe: alleinige endoskopische Polypektomie ($n = 18$)

Entfernung im Gesunden (low-risk)	14 Polypen
Entfernung fraglich im Gesunden	2 Polypen[a, b]
Entfernung nicht im Gesunden	2 Polypen[a, c]

[a] Op. abgelehnt.
[b] Keine Op. wegen erhöhtem Op.-Risiko.
[c] Nicht Op.-fähig.

Tabelle 9. Therapiegruppe: endoskopische Polypektomie mit chirurgischer Nachresektion ($n = 26$)

Entfernung im Gesunden (high-risk)	5 Polypen
Entfernung im Gesunden (low-risk)	4 Polypen[a]
Entfernung fraglich im Gesunden	9 Polypen
Entfernung nicht im Gesunden	8 Polypen
Karzinomrest im Resektat	3 Patienten
Lymphknotenmetastasen	0 Patienten

[a] Op. aus „Sicherheitsgründen", da endoskopische Ektomie nur knapp im Gesunden und junger Patient

Tabelle 10. Follow-up ($n = 37$)[a] bei den Patienten mit kolorektalem Frühkarzinom (pT1)

Therapie	Lokal-rezidiv	Metachrones Zweitkarzinom	Metastasen
Endoskopische Polypektomie ($n = 14$)	1	0	0
Endoskopische Polypektomie + chirurg. Nachresektion ($n = 23$)	1	1	2

[a] Eingeschlossen 2 Patienten mit Eindringtiefe „zumindest" pT1

17 Patienten mit 18 malignen kolorektalen Polypen. Bei 13 Patienten mit 14 Polypen war die Ektomie im Gesunden erfolgt. Alle 14 Polypen waren pT1-Karzinome ohne high-risk-Kriterien, so daß sich keine Indikation zur chirurgischen Nachresektion ergab. Bei einem Patienten hiervon war die Polypektomie allerdings nur knapp im Gesunden erfolgt.

Bei 4 Patienten der konservativen Behandlungsgruppe bestand die Indikation zur chirurgischen Nachresektion aufgrund nur fraglicher bzw. fehlender endoskopischer Entfernung im Gesunden. Bei 2 Patienten hiervon hatte man aufgrund eines erhöhten Operationsrisikos bzw. fehlender internistischer Operationsfähigkeit von einer Operation abgesehen und lediglich kurzfristige endoskopische Kontrollen empfohlen. Zwei Patienten hatten eine Operation abgelehnt. Die Eindringtiefe konnte daher bei 2 Patienten nur als „zumindest pT1" beurteilt werden.

In dieser konservativ behandelten Patientengruppe waren uns bei 13 Patienten (14 Polypen) Nachsorgedaten verfügbar (Tabelle 10). Die follow-up-Dauer betrug in dieser Patientengruppe maximal 4 Jahre. Bei 12 von diesen 13 Patienten war zumindest einmal bei den Nachsorgeuntersuchungen die ehemalige Abtragungsstelle eingesehen worden. Bei einem Patienten konnte hierbei ein Lokalrezidiv nachgewiesen werden. Es handelte sich um einen 70jährigen Patienten, bei welchem ein sessiler Polyp von $2 \times 1{,}2$ cm Größe (Adenom mit invasivem Karzinom, Malignitätsgrad II, keine Gefäßinvasion) endoskopisch entfernt worden war. Die Entfernung war von unserem Pathologen primär als „knapp im Gesunden entfernt" beurteilt worden; bei der jetzigen Nachuntersuchung der Präparate jedoch als „fraglich im Gesunden". Bei der nach 7 Wochen durchgeführten Kontrollkoloskopie fand sich ein Lokalrezidiv, welches endoskopisch im Gesunden abgetragen wurde. Bei der anschließend durchgeführten anterioren Rektumresektion konnten im Resektat kein Tumorrest und keine

Lymphknotenmetastasen nachgewiesen werden. Die zuletzt durchgeführte Kontroll-koloskopie (7 Monate nach der primären Polypektomie) war unauffällig.

Bei 8 von 13 Patienten der Konservativgruppe, bei denen uns follow-up-Daten zur Verfügung standen, wurde im Rahmen der Nachsorge zumindest einmal auch das übrige Kolon entweder radiologisch oder endoskopisch eingesehen. Bei allen 8 Patienten ergab sich kein Anhalt für ein metachrones Zweitkarzinom. Bei einem 77jährigen Patienten ist allerdings der endoskopisch ektomierte, maligne Kolonpolyp (Abtragung aus dem Colon ascendens, Ektomie im Gesunden, Adenom mit invasivem Karzinom, low-risk) als metachrones Zweitkarzinom aufzufassen, da der Patient 3¼ Jahre zuvor an einem mäßig differenzierten Adenokarzinom des Sigmas (T2N0M0) operiert worden war.

Bei 9 von 13 Patienten der Konservativgruppe mit bekannten Nachsorgedaten lagen Untersuchungsergebnisse vor, welche eine Beantwortung der Frage nach Metastasen ermöglichten. In keinem Fall ergaben sich Hinweise für im weiteren Verlauf aufgetretene Metastasen. Ein Patient verstarb 11 Monate nach der endoskopischen Ektomie eines kolorektalen Frühkarzinoms (Entfernung im Gesunden, low-risk). Die Todesursache konnte nicht eindeutig geklärt werden, da eine Sektion abgelehnt worden war. Internistischerseits bestanden jedoch eine koronare Herzerkrankung mit Zustand nach Infarkt (3 Monate vor dem Tod), eine ventrikuläre Extrasystolie (nach Lown-Klassifikation IV B) sowie ein infrarenales Aortenaneurysma. Ein zweiter Patient verstarb 2 Wochen nach Polypektomie an einem Coma hepaticum im Alter von 77 Jahren, nachdem er vorübergehend nach Hause entlassen worden war. Der Patient hatte eine chirurgische Nachresektion bei endoskopisch nicht im Gesunden entferntem Adenom mit invasivem Karzinom vom Malignitätsgrad III abgelehnt.

Eine chirurgische Nachresektion wurde bei 26 Patienten aus verschiedenen Indikationen durchgeführt (Tabelle 9). Bei 5 Patienten war der maligne Kolonpolyp zwar endoskopisch im Gesunden entfernt worden, die histopathologische Untersuchung hatte jedoch high-risk-Kriterien gezeigt. Bei 2 Patienten war dies ein Malignitätsgrad III, bei einem Patienten eine Lymphgefäßinvasion, bei einem Patienten Malignitätsgrad III plus Lymphgefäßinvasion und bei einem Patienten war der Verdacht auf Blutgefäßeinbrüche geäußert worden.

Vier Patienten wurden sozusagen aus „Sicherheitsgründen" operiert, obwohl es sich um endoskopisch im Gesunden abgetragene Frühkarzinome ohne high-risk-Kriterien handelte. Bei diesen Patienten war die Ektomie nur „knapp im Gesunden" erfolgt, 3 Patienten hiervon waren jung (43–53 Jahre). Im Resektat fanden sich, wie zu erwarten, keine Tumorreste. Bei 9 von 26 nachresezierten Patienten stellte die „fragliche Entfernung im Gesunden" die Indikation zur chirurgischen Nachresektion dar. Als high-risk-Kriterium fanden sich bei einem von diesen Patienten ein Malignitätsgrad III und zusätzlich eine Lymphgefäßinvasion, bei einem weiteren Patienten ein Malignitätsgrad III, Lymphgefäß- und Veneninvasionen sowie bei einem dritten Patienten Veneneinbrüche. Bei 8 von 26 nachresezierten Patienten war der maligne kolorektale Polyp endoskopisch nicht im Gesunden entfernt worden. In einem Fall hiervon ergab sich zusätzlich als high-risk-Kriterium ein Malignitätsgrad III. Bei 2 von diesen 8 nachresezierten Patienten zeigte sich bei der histologischen Untersuchung des Resektats bereits ein pT2-Stadium.

Karzinomreste fanden sich im Resektat nur bei 3 von 26 chirurgisch nachresezierten Patienten (Tabelle 9). Bei allen 3 Patienten war die zuvor durchgeführte endoskopische Schlingenektomie nicht im Gesunden erfolgt. Bei einem 64jährigen Patienten handelte es sich bei der primären endoskopischen Polypektomie um ein sessiles, polypöses Karzinom (Malignitätsgrad II, keine Gefäßinvasion); die Eindringtiefe ergab im Resektat ein pT2-Stadium. Bei einer 71jährigen Patientin handelte es sich bei der primär durchgeführten endoskopischen Polypektomie um ein breitbasiges Adenom mit invasivem Karzinom (Malignitätsgrad II, keine Gefäßinvasion); aufgrund der Eindringtiefe im Resektat handelte es sich um ein pT2-Stadium. Bei dem dritten Patienten (71 Jahre) war der Polyp endoskopisch-makroskopisch als 3–4 cm großer, polypöser, exulzerierter Prozeß beschrieben worden. Die endoskopische Entfernung wurde mittels zweier Schlingenektomien versucht. Histologisch zeigte sich ein Adenom mit invasivem Karzinom vom Malignitätsgrad II ohne Gefäßinvasion; das Resektat ergab ein pT1-Stadium. Bei den übrigen 23 nachresezierten Patienten wurden keine Tumorreste im Resektat gefunden, insbesondere auch nicht bei den übrigen endoskopisch nicht im Gesunden bzw. fraglich im Gesunden entfernten Polypen. Lymphknotenmetastaen konnten wir in keinem der 26 Resektate nachweisen.

In der Behandlungsgruppe mit anschließender chirurgischer Nachresektion konnten wir bei 25 von 26 Patienten follow-up-Daten bekommen. Berücksichtigt man von diesen lediglich die Frühkarzinome (pT1), ergeben sich 23 Patienten mit vorhandenen Nachsorgedaten (Tabelle 10). Die maximale follow-up-Dauer betrug in dieser Behandlungsgruppe 5 Jahre und 9 Monate.

Bei 20 von 23 chirurgisch nachresezierten Frühkarzinompatienten mit vorhandenen Nachsorgedaten wurde im Rahmen der Nachsorge zumindest einmal die ehemalige Polypenabtragungsstelle eingesehen. Es fand sich bei einer 71jährigen Patientin 4 Jahre und 4 Monate nach der endoskopischen Ektomie eines sessilen Polypen von $1,8 \times 1,3$ cm Größe (Ektomie fraglich im Gesunden, Adenom mit invasivem Karzinom, Malignitätsgrad III, Lymphgefäßinvasion) und anschließender chirurgischer Segmentresektion (kein Tumorrest im Resektat, keine Lymphknotenmetastasen) ein Anastomosenrezidiv. Bei der daraufhin durchgeführten tiefen anterioren Rektumresektion fanden sich intraoperativ Lebermetastasen und eine Dünndarminfiltration. Ein Jahr 3 Monate nach der primären endoskopischen Polypektomie war bei dieser Patientin bereits ein maligner Rektumpolyp (ulzeriertes, mäßig differenziertes Adenokarzinom) transanal in unserer Allgemeinchirurgischen Klinik im Gesunden exzidiert worden. Den malignen Rektumpolypen haben wir als metachrones Zweitkarzinom eingestuft.

Bei 19 von 23 chirurgisch nachresezierten Frühkarzinompatienten mit bekannten follow-up-Daten wurde im Rahmen der Nachsorge zumindest einmal das übrige Kolon entweder radiologisch oder endoskopisch eingesehen. In einem Fall fand sich ein kolorektales metachrones Zweitkarzinom. Dieser Patient wurde bereits genannt. Bei den übrigen 18 Patienten fand sich kein metachrones Zweitkarzinom. Bei den restlichen 4 Patienten konnte zur Frage nach metachronem Zweitkarzinom keine hinreichende Antwort gegeben werden, da nur inkomplette Kontrolluntersuchungen des Kolons erfolgt waren.

Bei 20 von 23 chirurgisch nachresezierten Frühkarzinomen mit bekannten follow-up-Daten war uns eine Beantwortung der Frage nach Metastasen möglich. Bei einer 55jährigen Patientin fanden sich bei der an die endoskopische Polypektomie (sessiler Polyp, $1,8 \times 1,3$ cm groß, Entfernung nicht im Gesunden, Adenom mit invasivem Karzinom, Malignitätsgrad II, keine Lymphgefäßinvasion) anschließenden Nachresektion intraoperativ Lebermetastasen. Die Lebermetastasen waren präoperativ sonographisch nicht erkannt worden. Als Primärtumor wurde das endoskopisch ektomierte Adenom mit invasivem Karzinom angesehen. Im Resektat konnten weder Tumorreste noch Lymphknotenmetastasen gefunden werden. Erwähnenswert ist, daß bei dieser Patientin 6 Jahre zuvor eine Quadrantenentfernung der rechten Mamma wegen eines Karzinoms sowie 3 Jahre zuvor eine Hysterektomie mit Adnektomie wegen eines Carcinoma in situ der Portio durchgeführt worden war. Die Patientin verstarb 8 Monate nach der endoskopischen Polypektomie bei zunehmender Hirndrucksymptomatik infolge Hirnmetastasen. Eine zweite Patientin, welche im weiteren Verlauf nach endoskopischer Polypektomie Lebermetastasen entwickelt hatte, wurde bereits erwähnt. Auch hier hatten sich die Lebermetastasen erst intraoperativ gezeigt.

Von den 23 chirurgisch nachresezierten Frühkarzinompatienten, welche wir weiter verfolgen konnten, sind bis heute 3 verstorben, 2 Patienten hiervon infolge Metastasierung des kolorektalen Karzinoms. Bei dem dritten verstorbenen Patienten handelte es sich um einen 79 Jahre alt gewordenen Mann, welcher 6 Monate nach endoskopischer Polypektomie (taillierter Polyp, $1,1 \times 0,9$ cm groß, Adenom mit invasivem Karzinom, Entfernung fraglich im Gesunden, Malignitätsgrad II, Veneneinbrüche) und anschließender Sigmaresektion (kein Tumorrest, keine Lymphknotenmetastasen) verstarb. Die Todesursache konnte nicht eindeutig geklärt werden, da eine Sektion abgelehnt worden war. Nachsorgeuntersuchungen waren nicht erfolgt. Bei dem Patienten bestand zuletzt ein hämorrhagischer Pleuraerguß, eine dekompensierte Herzinsuffizienz sowie eine obere gastrointestinale Blutung aus ulzerösen Magenläsionen.

Zusammenfassend fanden sich bei 23 chirurgisch nachresezierten kolorektalen Frühkarzinomen ein Patient mit einem Lokalrezidiv und metachronem Zweitkarzinom sowie 2 Patienten mit Lebermetastasen. Die beiden Patienten, bei welchen sich am Resektat ein pT2-Stadium ergab, zeigten bis 1 Jahr bzw. 2 Jahre nach primärer endoskopischer Polypektomie ein unauffälliges follow-up.

Diskussion

Unter den von 1982 bis 1987 endoskopisch ektomierten Kolonpolypen fanden sich bei 43 Patienten 44 maligne Polypen (Adenome mit invasivem Karzinom bzw. polypöse Karzinome). Die überwiegende Lokalisation im distalen Kolon stimmt mit den Ergebnissen anderer Autoren überein [2, 4, 9, 18, 21, 28]. Die Polypengröße lag überwiegend zwischen 1 und 2 cm. 4 von 44 Polypen waren kleiner als 1 cm. Bei Jung et al. war sogar ein Anteil von 18,4% (16 von 87) der malignen kolorektalen Polypen kleiner als 1 cm [18]. In Übereinstimmung mit anderen Autoren behandeln wir polypöse Karzinome nach den gleichen Grundsätzen wie Adenome mit invasivem Karzinom [4, 10, 18, 23, 28]. Ebenso behandeln wir gestielte maligne kolorektale Polypen gleich wie sessile.

Unserer Ansicht nach macht das Fehlen eines Polypenstiels die Abtragung zwar schwieriger, schließt jedoch die Möglichkeit einer Entfernung im Gesunden primär nicht aus.

Grenzen sehen wir jedoch bei sehr großen bzw. sehr breitbasigen Polypen (über 3–4 cm), welche wir primär dem Chirurgen zuführen. Von verschiedenen Autoren wird jedoch empfohlen, die alleinige endoskopische Ektomie eines malignen kolorektalen Polypen auf gestielte Polypen zu beschränken und sessile maligne Polypen nur bei Patienten mit erhöhtem Operationsrisiko bzw. hohem Lebensalter auf diese Weise zu behandeln [2, 28].

Das therapeutische Procedere nach erfolgter endoskopischer Polypektomie wird durch den histopathologischen Befund bestimmt. War die Abtragung im Gesunden erfolgt und handelte es sich um ein Frühkarzinom ohne high-risk-Kriterien, blieb es bei der alleinigen endoskopischen Polypektomie, und es wurden regelmäßige Nachsorgeuntersuchungen empfohlen. War die Entfernung nicht oder nur fraglich im Gesunden erfolgt, oder bestanden Kriterien eines high-risk-Karzinoms, stellten wir die Indikation zur chirurgischen Nachresektion unter Berücksichtigung von Alter und Allgemeinzustand des Patienten. Auf diese Weise ergaben sich zwei Behandlungsgruppen. In der Behandlungsgruppe „alleinige endoskopische Polypektomie" konnten wir 13 Patienten mit 14 Polypen weiterverfolgen. Nur in einem Fall kam es zu einem Lokalrezidiv. Bei diesem 70jährigen Patienten war die Abtragung des Frühkarzinoms (low-risk) zunächst als „knapp im Gesunden", später bei der Nachuntersuchung der Präparate als „fraglich im Gesunden" beurteilt worden. Durch eine kurzfristige, bereits nach 7 Wochen durchgeführte endoskopische Kontrolle hatten wir das Lokalrezidiv in einem frühen Stadium entdecken und erfolgreich therapieren können. Metastasen oder metachrone Zweitkarzinome beobachteten wir beim follow-up dieser Behandlungsgruppe nicht. Ein Patient verstarb 2 Wochen nach endoskopischer Polypektomie an einer nicht durch den Tumor bedingten Todesursache; bei einem weiteren Patienten blieb die Todesursache unklar.

Bei der Beurteilung dieser Ergebnisse ist jedoch zu berücksichtigen, daß die maximale follow-up-Dauer in dieser Behandlungsgruppe bei einem Teil der Patienten relativ kurz und die Patientenzahl relativ klein ist.

Zahlreiche andere Autoren mit zum Teil größeren Patientenzahlen und längeren follow-up-Zeiträumen berichten jedoch über ähnlich gute Ergebnisse bei durch alleinige endoskopische Polypektomie behandelten malignen kolorektalen Polypen, sofern bestimmte Prämissen erfüllt sind [1, 2, 4, 6, 9, 18, 21, 22, 24, 25, 28, 29].

Die meisten Autoren halten die alleinige endoskopische Polypektomie nur dann für adäquat, wenn die Entfernung im Gesunden erfolgte, es sich um ein gut differenziertes Karzinom handelt und keine Lymph- oder Blutgefäßinvasion vorliegt. Manche Autoren fordern zusätzlich, daß es sich um einen gestielten Polypen handelt oder daß der Polypenstiel frei von Tumorzellen ist. Prinzipiell kommen für die endoskopische Polypektomie nur kolorektale Frühkarzinome (pT1) in Frage, da sich endoskopisch nur Tumoren mit Infiltration bis in die Submukosa entfernen lassen [14].

Aufgrund von Unterschieden hinsichtlich der Studieneinschlußkriterien, Operationsindikationen, follow-up-Dauer und Patientenzahlen sind die in den letzten Jahren publizierten Studien nicht ohne weiteres vergleichbar. Trotz dieser Problematik haben wir die Ergebnisse dieser Studien in einer Übersicht zusammengestellt (Tabelle 11).

Bei den 26 nachresezierten Patienten in unserer Studie bestand die Indikation in 22 Fällen entweder in nicht eindeutiger endoskopischer Polypenabtragung im Gesunden oder im Nachweis von Kriterien eines high-risk-Karzinoms. Bei 4 Patienten hatten wir die Indikation zur Nachresektion aufgrund nur knapper Entfernung im Gesunden und jungem Lebensalter des Patienten sozusagen aus „Sicherheitsgründen" großzügiger gestellt. Tumorreste im Resektat hatten wir lediglich bei 3 Patienten nachweisen

Tabelle 11. Inzidenz von Lokalrezidiven, Metastasen und metachronen Zweitkarzinomen bei durch alleinige endoskopische Polypektomie behandelten malignen kolorektalen Polypen (nur Karzinome nach WHO)

Autoren	n	Lokalrezidiv	Metastasen	Zweit-karzinom
Wolff et al. (1975) [29]	21	0		
Shinya (1979) [25]	97	2		
Muto et al. (1980) [22]	9	0		
Rossini et al. (1982) [24]	16	0	0	1
Morson et al. (1984) [21]	46	0		0
Christie (1984) [2]	53	1	1	
Bartnik et al. (1985) [1]	8	1		
Cranley et al. (1986) [4]	18	1	2	1
Fucini et al. (1986) [9]	17	2	0	
Williams et al. (1987) [28]	77	1		
Eckardt et al. (1988) [6]	25	0		
Jung et al. (1988) [18]	22	1	0	2
Frühmorgen et al. (1988)	14	1	0	0

können. In 2 Fällen hiervon handelte es sich bereits um pT2-Stadien, also um keine Frühkarzinome mehr. Wir fanden folglich nur in einem einzigen Fall eines kolorektalen Frühkarzinoms Tumorreste im Resektat, obwohl bei 6 von 24 nachresezierten Frühkarzinomen die endoskopische Entfernung nicht im Gesunden bzw. bei 9 Patienten nur fraglich im Gesunden erfolgt war. Wir folgern hieraus, daß die endoskopische Polypektomie in wesentlich mehr Fällen eine vollständige Abtragung erbracht hatte, als es nach den histopathologischen Befunden der ektomierten Polypen zunächst diagnostiziert worden war. Ähnliche Beobachtungen wurden von anderen Untersuchergruppen gemacht [4, 18, 21, 28].

Als Erklärung hierfür mag gelten, daß durch die Diathermiekoagulation eine Zone von Gewebe um die Resektionsgrenze und damit auch eventuelle restliche Tumorzellen zerstört werden. Hierdurch könnten auch die guten follow-up-Ergebnisse von 3 in unserer Studie konservativ behandelten Patienten erklärt werden, bei welchen aufgrund fehlender Abtragung im Gesunden bzw. zusätzlichen high-risk-Kriterien eigentlich eine Operationsindikation bestand. Alle 3 Patienten leben nach einer follow-up-Dauer von 4, 3½ bzw. 1¾ Jahren noch. Ein vierter trotz Operationsindikation konservativ behandelter Patient war 2 Wochen nach endoskopischer Polypektomie an einer nicht durch den Tumor bedingten Todesursache verstorben. Eine ähnliche Erfahrung hatten auch Morson et al. gemacht [21]. 8 ihrer Patienten waren trotz fehlender endoskopischer Polypenentfernung im Gesunden nicht chirurgisch nachreseziert worden. Dennoch waren alle 8 Patienten nach 5 Jahren noch am Leben. Nach Fortführung und Erweiterung dieser am St. Mark's Hospital durchgeführten Studie berichtet Williams 1987 über 14 durch alleinige endoskopische Polypektomie behandelte Patienten, bei welchen die Abtragung nur fraglich im Gesunden erfolgt war. Nur ein Patient hiervon entwickelte nach einem Jahr ein Rezidiv im Sigma [28].

Grundsätzlich besteht bei allen atypischen Veränderungen, welche die Muscularis mucosae durchbrochen haben, also bei Karzinomen im Sinne der WHO, das Risiko einer Lymphknotenmetastasierung. Die Häufigkeit von Lymphknotenmetastasen hängt jedoch ab von der Eindringtiefe, dem histologischen Differenzierungsgrad sowie dem Nachweis einer Lymphgefäßinvasion im entfernten Polypen [7, 14, 20, 28]. Bei im Gesunden entfernten low-risk-Karzinomen ist das Risiko als sehr gering anzusehen. Wir fanden in unserem Patientenkollektiv mit 24 nachresezierten kolorektalen Frühkarzinomen in keinem Fall Lymphknotenmetastasen im Resektat, obwohl es sich hier vorwiegend um Patienten mit fehlender endoskopischer Entfernung im Gesunden bzw. um high-risk-Karzinome handelte. Die meisten Untersuchergruppen kamen bei ihren aus verschiedener Indikation nachresezierten malignen kolorektalen Polypen zu ähnlichen Ergebnissen [2, 5, 9, 18, 21, 24, 28, 29]. Hingegen hatten Colacchio et al. bei 24 Kolonsegmentresektionen (12 primär, 12 sekundär) in 6 Fällen Lymphknotenmetastasen gefunden [3]. Keines der Kriterien, wie Eindringtiefe, Differenzierungsgrad oder Vorhandensein einer Lymphgefäßinvasion, hatte in ihrer Untersuchung vorhersagen können, welcher Patient bereits zum Zeitpunkt der endoskopischen Polypektomie Lymphknotenmetastasen hatte. Eine kleine Anzahl von Autoren fordert daher, bei jedem Patienten mit in einem Polypen nachgewiesenem invasivem Karzinom eine chirurgische Nachresektion durchzuführen, sofern der Patient operationsfähig ist [3, 26, 27].

Gegen das Risiko einer bereits bestehenden Lymphknotenmetastasierung muß die Operationsletalität einer Nachresektion abgewogen werden. Diese wird mit ca. 2% [5, 10] bzw. bei über 70jährigen mit 4,4% [23] bzw. 5–10% [14] angegeben. Wir halten daher aufgrund unserer eigenen Ergebnisse und der von anderen Untersuchergruppen gemachten Erfahrungen gerade beim älteren Menschen das Risiko einer Operation für höher, als das einer bereits bestehenden Lymphknotenmetastasierung, vorausgesetzt es handelt sich um endoskopisch im Gesunden entfernte low-risk-Karzinome. In diesen Fällen belassen wir es bei der alleinigen endoskopischen Polypektomie unter der Voraussetzung, daß regelmäßige Nachsorgeuntersuchungen gewährleistet sind.

Die von uns und in zahlreichen früheren Studien anderer Autoren gefundenen niedrigen Rezidivquoten bei einem derartig differenzierten Vorgehen bestätigen nach unserer Ansicht die Richtigkeit dieses Vorgehens. Hierdurch kann sicher einer großen Anzahl von Patienten die chirurgische Nachresektion erspart bleiben, welche gerade beim älteren Patienten mit einer nicht unerheblichen Operationsletalität belastet ist. Endoskopische Nachsorgeuntersuchungen sollten im 1. Jahr alle 3 Monate, im 2. Jahr halbjährlich und ab dem 3. Jahr bis zum 5. Jahr jährlich erfolgen. Die Bedeutung regelmäßiger, engmaschiger endoskopischer Kontrollen liegt im frühzeitigen Erkennen von Lokalrezidiven bzw. metachronen Zweitkarzinomen.

Zusammenfassung

Im Zeitraum von 1982 bis 1987 haben wir insgesamt 44 maligne kolorektale Polypen (Adenome mit invasivem Karzinom bzw. polypöse Karzinome) bei 43 Patienten endoskopisch entfernt. Bei 40 Polypen hiervon handelte es sich um ein Frühkarzinom (pT1). Das weitere therapeutische Vorgehen nach endoskopischer Polypektomie wurde durch den histopathologischen Befund bestimmt. Im Gesunden entfernte Frühkarzinome ohne high-risk-Kriterien wurden lediglich engmaschig nachkontrolliert. In allen anderen Fällen wurde die Indikation zur chirurgischen Nachresektion gestellt, sofern es Alter und Allgemeinzustand des Patienten erlaubten.

Von den durch alleinige endoskopische Polypektomie behandelten kolorektalen Frühkarzinomen konnten wir 14 weiter verfolgen. Nur in einem einzigen Fall hiervon kam es zu einem Lokalrezidiv, welches wir frühzeitig bei der ersten Nachsorgeuntersuchung entdeckten. Metastasen oder metachrone Zweitkarzinome traten in dieser Behandlungsgruppe im weiteren Verlauf nicht auf. Von insgesamt 24 nachresezierten Frühkarzinomen ließen sich im Resektat nur bei einem Patienten Tumorreste nachweisen, obwohl in 15 Fällen die endoskopische Ektomie zunächst als nicht oder nur fraglich im Gesunden beurteilt worden war. Lymphknotenmetastasen fanden sich in keinem der Resektate.

Wir folgern hieraus in Übereinstimmung mit anderen Autoren, daß die alleinige endoskopische Polypektomie mit regelmäßigen Nachsorgeuntersuchungen die adäquate Therapie zur Behandlung kolorektaler Frühkarzinome darstellt, sofern bestimmte Prämissen erfüllt sind. Das Risiko einer bereits bestehenden Lymphknotenmetastasierung erscheint gering.

Literatur

1. Bartnik W, Butruk E, Orlowska J (1985) A conservative approach to adenomas containing invasive carcinoma removed colonoscopically. Dis Colon Rectum 28:673
2. Christie JP (1984) Malignant colon polyps: Cure by colonoscopy or colectomy? Am J Gastroenterol 79:543
3. Colacchio TA, Forde KA, Scantlebury VP (1981) Endoscopic polypectomy. Inadequate treatment für invasive colorectal carcinoma. Ann Surg 194:704
4. Cranley JP, Petras RE, Carey WD, Paradis K, Sivak MV (1986) When is endoscopic polypectomy adequate therapy for colonic polyps containing invasive carcinoma? Gastroenterology 91:419
5. Decosse JJ (1984) Leading article: Malignant colorectal polyp. Gut 25:433
6. Eckardt VF, Fuchs M, Kanzler G, Remmele W, Stienen U (1988) Follow-up of patients with colonic polyps containing severe atypia and invasive carcinoma. Cancer 61:2552
7. Fried GM, Hreno A, Duguid WP, Hampson LG (1984) Rational management of malignant colon polyps based on long-term follow-up. Surgery 96:815
8. Frühmorgen P, Matek W (1983) Significance of polypectomy in the large bowel-endoscopy. Endoscopy 15:155
9. Fucini C, Spencer RJ (1986) An appraisal of endoscopic removal of malignant colonic polyps. Mayo Clin Proc 61:123
10. Haggit RC, Glotzbach RE, Soffer EE, Wruble LD (1985) Prognostic factors in colorectal carcinomas arising in adenomas: implications for lesions removed by endoscopic polypectomy. Gastroenterology 89:328
11. Hermanek P (1983) Polypectomy in the colorectum, histological and oncological aspects. Endoscopy 15:158
12. Hermanek P (1983) Kolorektale Polypen – Eine Präkanzerose? Internist 24:71
13. Hermanek P (1984) Histopathologie kolorektaler Polypen und Karzinome (Adenom-Karzinom-Sequenz). In: Frühmorgen P (Hrsg) Prävention und Früherkennung des kolorektalen Karzinoms. Springer, Berlin Heidelberg New York Tokyo, S 31
14. Hermanek P (1988) Kurative Behandlung eines kolorektalen Karzinoms allein durch endoskopische Polypektomie? Z Gastroenterol 26:183
15. Hermanek P, Frühmorgen P, Guggenmoos-Holzmann I, Altendorf A, Matek W (1983) The malignant potential of colorectal polyps – a new statistical approach. Endoscopy 15:16
16. Hermanek P, Giedl J (1983) Pathologische Anatomie polypöser Prozesse im Kolon und Rektum. Leber Magen Darm 13:254
17. Hermanek P, Sobin LH (eds) (1987) TNM Classification of Malignant Tumors, 4th edn. International Union against Cancer, Geneva

18. Jung M, Meier HJ, Mennicken C, Barth HO, Manegold BC (1988) Endoskopische und chirurgische Therapie maligner kolorektaler Polypen. Z Gastroenterol 26:179
19. Morson BC, Sobin LH (1976) Histological typing of intestinal tumors. International histological classification of tumors, no. 15. WHO, Geneva
20. Morson BC, Bussey HJR, Samoorian S (1977) Policy of local excision for early cancer of the colorectum. Gut 18:1045
21. Morson BC, Whiteway JE, Jones EA, Macrae FA, Williams CB (1984) Histopathology and prognosis of malignant colorectal polyps treated by endoscopic polypectomy. Gut 25:437
22. Muto T, Kamiya J, Sawada T et al. (1980) Colonoscopic polypectomy in diagnosis and treatment of early carcinoma of the large intestine. Dis Colon Rectum 23:68
23. Riddell RH (1985) Editorial: Hands off "cancerous" large bowel polyps. Gastroenterology 89:432
24. Rossini FP, Ferrari A, Spandre M, Coverlizza S (1982) Coloscopic polypectomy in diagnosis and management of cancerous adenomas: an individual and multicentric experience. Endoscopy 14:124
25. Shinya H (1979) Follow-up study of the colonoscopic management of colonic polyps with invasive carcinoma (Abstr.). Gastrointest Endosc 25:48
26. Waye JD (1984) An approach to malignant polyps. Gastrointest Endosc 30:310
27. Wilcox GM, Colacchio TA (1982) Reply to selected summary: Is polypectomy alone adequate for carcinoma in situ? Gastroenterology 83:716
28. Williams CB, Whiteway JE, Jass JR (1987) Practical aspects of endoscopic management of malignant polyps. Endoscopy 19:31
29. Wolff WI, Shinya H (1975) Definitive treatment of "malignant" polyps of the colon. Ann Surg 182:516

Diskussion

Gnauck: Sie haben richtig gesagt, Herr Frühmorgen, es gibt keine verbindliche Definition des Frühkarzinoms beim Dickdarmkrebs. Ich bin nicht sicher, daß sich das durchsetzen wird, was Sie präsentiert haben, praktisch eine pathologische Definition: bis Submukosa oder in die Submukosa; ich glaube doch, daß dieser klinische Begriff Frühkarzinom beim Dickdarmkrebs eben bedeutet: es sind noch keine Metastasen da. Ich weiß nicht, ob diese Definition wirklich fallen gelassen werden soll zugunsten der pathohistologischen Schichtenangabe.

Frühmorgen: Ich denke schon, denn sie sind prognostisch unterschiedlich und die therapeutischen Konsequenzen sind anders. Die WHO hat ja doch sehr gut klassifiziert. Vielleicht kann Herr Hermanek dazu etwas sagen. Ich glaube, daß es logische Gründe gibt, nicht von dem klinischen Frühkarzinom zu sprechen.

Gnauck: Was ein Dukes A gemeinsam hat mit einem Karzinom, wie Sie es definieren, ist: beide haben keine Metastasen.

Frühmorgen: Aber Dukes A kann ich nie endoskopisch sanieren, und das war mein Thema: die internistische Therapie des frühen Karzinoms, da muß ich das so definieren.

Hermanek: Ich glaube, zur Klassifikation ist durch internationale Übereinkommen von AGCC und UICC das Thema für die nächsten 10 Jahre abgeschlossen. Nicht zuletzt deshalb, weil gerade im Rektum die endoskopische Sonographie heute eine Klassifikation des Rektumkarzinoms analog zur pathologisch-anatomischen erlaubt. Die Übereinstimmung der Endosonographie mit der pathohistologischen Klassifikation gerade hinsichtlich Frühkarzinom, also pT1 versus weiter fortgeschrittene Stadien, ist hervorragend. Das war der Grund, warum man klinisch und pathologisch nach den gleichen Kriterien klassifizieren konnte. Ich glaube, man sollte endlich von dem Dukes einmal wegkommen. Erstens gibt es auf der Welt mindestens 20 verschiedene Definitionen und Modifikationen von Dukes, und man muß immer fragen, wenn man von Dukes spricht: bitte, welche der 20 Modifikationen meinen Sie? Den zweiten Punkt hat Herr Frühmorgen schon berührt: Wir müssen uns trennen von der kombinierten Klassifikation. Wir müssen sauber abgrenzen, was ist lokale Infiltrationstiefe, und davon unabhängig feststellen, ob es Lymphknotenmetastasen gibt. Wir müssen das sauber trennen, und auch dazu gibt es durch die Endosonographie im Rektum immerhin schon Anstöße. Größere lokale perirektale Metastasen können wir heute auch schon feststellen. Wenn wir das sauber trennen, dann gibt es keine Diskussionen, ich glaube wirklich, daß man diesen internationalen Übereinstimmungen folgen sollte.

Gnauck: Ich habe nichts dagegen. Ich mache nur darauf aufmerksam, daß dieser allgemeine Begriff im Raum steht: Früherkennung von Dickdarmkrebs. Und es wird schwer sein zu sagen: Früherkennung von Dickdarmkrebs ist Zellinfiltration bis in die Submukosa.

Frühmorgen: Alles richtig, Herr Gnauck. Die klare Trennung ist aber keine Spielerei. Wir haben in Vorbereitung für den europäischen Gastroenterologenkongreß in Rom zusammengesessen, Winawer, Morson und viele andere, und unsere Therapieempfehlungen wären fast daran gescheitert, daß wir primär keine einheitliche Definition hatten.

Gnauck: Ich bin ja für Definition. Ich will nur darauf hinweisen, daß dieser schönen sauberen Definition, die ich begrüße, der allgemeine Sprachgebrauch noch lange im Wege stehen wird.

Follow-up-Untersuchungen bei kolorektalen Adenomen

W. Matek

Als unumstritten gilt heute die Notwendigkeit einer konsequenten Nachsorge nach Entfernung eines kolorektalen Karzinoms. Hiermit soll das lokale Rezidiv, eine mögliche Metastasierung oder ein Zweitkarzinom rechtzeitig, d. h. in einem therapierbaren Stadium erfaßt werden (Altendorf u. Scheele 1986). Weit weniger selbstverständlich ist das Vorgehen nach Behandlung der Präkanzerose des Dickdarmkarzinoms, dem kolorektalen Adenom. Hierfür mögen einige psychologische Faktoren anzuschuldigen sein, etwa die Kenntnis, daß es sich um eine gutartige Veränderung handelt, die sehr häufig auch gutartig bleibt. Weiterhin mögen der Indizienbeweis der Adenom-Karzinom-Sequenz und die Tatsache, daß die allermeisten Dickdarmkarzinome aus Adenomen hervorgegangen sind, den zur Nachsorge aufgerufenen Ärzten noch nicht ausreichend bewußt sein.

Neben diesen psychologischen Hindernissen der Nachsorge bei Patienten mit kolorektalen Adenomen bestehen jedoch drei gewissermaßen in der Natur der Sache liegende Hauptgründe, aus denen ein Gefühl der Unsicherheit bei den erforderlichen Kontrolluntersuchungen resultiert (Matek 1985):

1. Die Beurteilung von Ausgangs- und Verlaufssituationen wird durch zahlreiche Parameter kompliziert: Anzahl, Größe, Lokalisation, Wuchsform, histologischer Typ der Adenome, Umfang der Therapiemaßnahmen u. a.
2. Das therapeutische Ziel ist häufig unklar: Im Einzelfall besteht zwar weitgehende Einigkeit, z. B. wenn ein 2 cm großes gestieltes Adenom vorliegt, das histologisch im Gesunden entfernt werden soll. Andererseits weiß jeder Koloskopiker, daß nach Schlingenektomie besonders bei breitbasigen Polypen oft mehr oder weniger große Restbefunde verbleiben müssen. Häufig ist dies erst nach Tagen klar, wenn der histologische Befund vorliegt. Auch Polypen, die für eine Schlingenektomie zu klein sind, müssen des öfteren belassen werden.
3. Der dritte Grund für die Unsicherheit bei der Wahl der Nachuntersuchungsintervalle für Adenompatienten ist wohl der wichtigste: Die Erkenntnisse über die Dynamik der Adenomentwicklung sind völlig unzureichend. Keine der ohnehin spärlichen Follow-up-Studien, die endoskopische und histologische Möglichkeiten nutzen, ist in der Lage, das klinisch relevante Rezidivrisiko kontinuierlich für jedes gewählte Nachbeobachtungsintervall anzugeben. Momentaufnahmen an teilweise kleinen Fallzahlen liefern wenig repräsentative Ergebnisse, so daß die entsprechenden Nachuntersuchungsempfehlungen eher auf spekulativen Überlegungen als auf wissenschaftlichen Erkenntnissen beruhen.

Um Fragen der Nachsorge bei Dickdarmadenompatienten besser beantworten zu können, führen wir unsere Untersuchungen an einem Krankengut durch, das folgende Kriterien erfüllt (Matek 1985; Matek et al. 1985):

1. Die Patienten müssen vollständig bis zum Zökum koloskopiert sein.
2. Sie wurden mindestens einmal nachuntersucht.
3. Anamnestisch und bei der Erstuntersuchung wurde ein Dickdarmkarzinom ausgeschlossen, da Therapiefolgen sowie das Malignom selbst das Verhalten gleichzeitig vorhandener Adenome ändern könnten. Weiterhin bestehen wie bereits erwähnt beim Dickdarmkrebs andere Nachsorgezielsetzungen.
4. Eine Adenomatosis coli muß ausgeschlossen sein. Hierbei handelt es sich um eine eigenständige erbliche Erkrankung, die von den sporadisch auftretenden Kolonadenomen getrennt werden muß.
5. Bei mindestens einer hohen Koloskopie müssen Befunde ausgeschlossen sein, die im Rahmen der Adenom-Karzinom-Sequenz relevant sind.

Dieser letzte Punkt definiert klar unser therapeutisches Ziel: Es ist erreicht, wenn im Dickdarm weder ein Karzinom, noch ein Adenom mit schweren Zellatypien, noch ein Adenom mit einer Größe von 5 mm oder mehr vorhanden ist. Für die letzte Aussage ist naturgemäß die histologische Klassifizierung aller polypoiden Läsionen nötig, die 5 mm und größer sind.

Adenome, die kleiner als 5 mm waren, wurden als irrelevant im Rahmen der Adenom-Karzinom-Sequenz eingestuft. Die Wahrscheinlichkeit, daß sie maligne Veränderungen enthalten, ist verschwindend gering: so hat die histologische Untersuchung von 2973 Adenomen dieser Größe kein einziges Karzinom ergeben. Nur eines dieser Adenome enthielt schwere Zellatypien (Tabelle 1).

622 Patienten sind derzeit in unsere Verlaufsstudie aufgenommen, 87 dieser Patienten haben zu unterschiedlichen Nachuntersuchungszeitpunkten nach einer oder mehreren irrelevanten Untersuchungen relevante Befunde im Rahmen der Adenom-Karzinom-Sequenz entwickelt. Anhand der Zeiträume mit sicher irrelevanten Befunden wurde die Wahrscheinlichkeit für das neue Auftreten eines relevanten Befundes errechnet. Legt man eine Dosis-Wirkungs-Beziehung für die Entwicklung kolorektaler Adenome zugrunde und führt daher eine Probittransformation durch, ergibt sich eine lineare Beziehung zwischen der Zeit und der Wahrscheinlichkeit des Neuauftretens relevanter Befunde. Die entsprechende Dosis-Wirkungs-Kurve kann dann mit Standardabweichungen berechnet werden (Finney 1971). Für unsere Adenompatienten

Tabelle 1. Größe und Malignität bei 6035 dokumentierten Adenomen (Med. Univ.-Klinik Erlangen, 1. 1. 1970–1. 1. 1987)

Größe (mm)	Anzahl	Adenome mit		Adenokarzinom
		leichten oder mäßigen Zellatypien	schweren Zellatypien	
< 4	2973	2972 (100%)	1 (0,0%)	0 (0%)
5–10	1597	1559 (97,6%)	25 (1,6%)	13 (0,8%)
11–20	1035	916 (88,5%)	60 (7,0%)	45 (4,5%)
21–30	306	219 (71,6%)	64 (20,9%)	23 (7,5%)
>30	124	80 (64,5%)	23 (18,5%)	21 (17,0%)

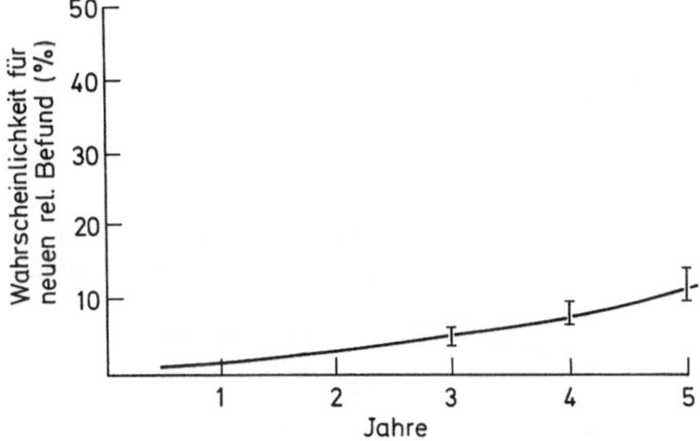

Abb. 1. Wahrscheinlichkeit für neuen relevanten Befund durch Probitanalyse an 622 Patienten mit Dickdarmadenomen errechnet

ergibt sich in den ersten 5 Jahren bezogen auf erneute relevante Befunde der Anfangsteil der bekannten S-förmig gekrümmten Dosis-Wirkungs-Kurve (Abb. 1). Bei den neuen relevanten Befunden handelte es sich in der Regel um Adenome, lediglich bei 2 Patienten hatte sich ein Karzinom entwickelt. Die Zeit der Karzinomentwicklung lag jedoch über den von uns gegebenen Nachsorgeempfehlungen.

Wir haben unsere Adenompatienten auf Homogenität der Kankheitsgruppe überprüft und nach Merkmalen gefahndet, die gleichzeitig mit einem häufigeren oder selteneren Auftreten neuer relevanter Befunde vergesellschaftet sind. Keinen Einfluß auf die Entwicklung eines relevanten Befundes hatten folgende Kriterien: Karzinome bzw. kolorektale Karzinome in der Familienanamnese, in der Eigenanamnese entzündliche Darmerkrankungen oder Karzinome außerhalb des Dickdarms, Zustand nach Cholezystektomie; Veränderungen der Stuhlgewohnheiten, Alter, Geschlecht, Lokalisation früherer Adenome. Die Entwicklung neuer relevanter Befunde der jeweiligen Merkmalsträger war nicht signifikant unterschiedlich zu den übrigen Patienten, die die genannten Merkmale nicht aufwiesen. Da einige Gruppen sehr gering besetzt sind, besteht allerdings die statistische Einschränkung der niedrigen Zahlen.

Bei einem überprüften Merkmal zeigte sich jedoch ein signifikanter Unterschied: Patienten mit einem einzigen Adenom entwickeln gegenüber Patienten mit zwei oder mehr Adenomen signifikant langsamer einen neuen relevanten Befund. Während bei Patienten mit einem einzigen Adenom frühestens nach 4 Jahren mit etwa 10% positiven relevanten Befunden zu rechnen ist, wird dieser Prozentsatz bei Patienten mit multiplen Adenomen bereits zwischen dem 2. und 3. Nachbeobachtungsjahr erreicht (Abb. 2, Tabelle 2). Waye u. Braunfeld (1982) haben mit einem anderen Ansatz ebenfalls ein erhöhtes „Rezidivrisiko" für Patienten mit mehreren kolorektalen Adenomen nachgewiesen. Dies kann mit unseren Untersuchungen bestätigt werden.

Aufgrund dieser Ergebnisse führen wir bei Dickdarmadenompatienten folgende Nachkontrollen durch: Patienten mit Einzelbefunden im kolorektalen Bereich werden 4jährlich nachuntersucht, bestehen mehrere Befunde, erfolgt die Kontrolle 2jährlich. Erneute relevante Befunde sind dann in maximal 10% der Nachuntersuchungen zu erwarten. Dieses Vorgehen setzt voraus, daß der gesamte kolorektale Bereich eingesehen wurde und sämtliche relevanten Befunde entfernt sind. Wurde dieses Untersuchungsziel nicht erreicht, ist die Kontrolluntersuchung bereits innerhalb von 3 Monaten indiziert. Dies gilt auch, wenn ein Adenom mit schweren Zellatypien nicht oder

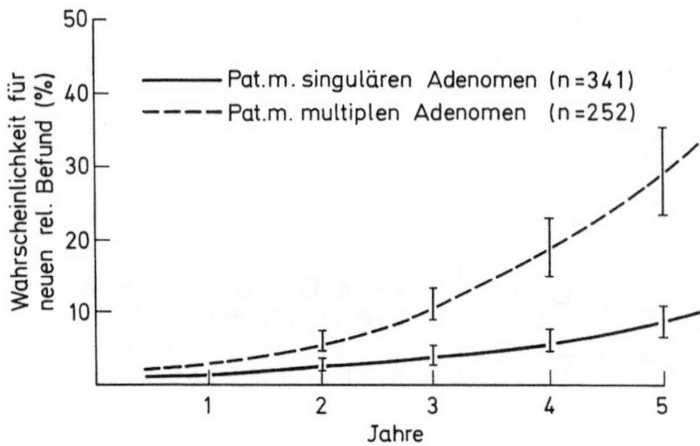

Abb. 2. Wahrscheinlichkeit für neuen relevanten Befund bei Dickdarmadenompatienten, errechnet mit Probitanalyse an 593 Patienten mit singulären bzw. multiplen Adenomen

Tabelle 2. Anteil der Adenompatienten der Verlaufsstudie mit singulären bzw. multiplen Adenomen bei der Erstuntersuchung

	Patienten (n)
Bedingungen für Verlaufsstudie erfüllt	622
Davon bei Erstuntersuchung:	
Singuläres Adenom	341
Multiple Adenome	252
Unterscheidung singulär/multipel nicht möglich	29

nicht sicher im Gesunden entfernt wurde: dabei ist nicht auszuschließen, daß ein invasives Karzinom nur in den Randpartien erfaßt wurde.

Eine Einschränkung der Untersuchungsbedingung distal einer Ektomiestelle besteht durch die Manipulationen bei Ektomie und Bergung des Polypen, wenn auf ein erneutes Vorschieben des Koloskops mit genauer retrograder Inspektion verzichtet wird. Auch in diesen Fällen muß die Kontrolluntersuchung kurzfristiger innerhalb eines Jahres erfolgen.

Durch dieses Schema werden einerseits ökonomische Gesichtspunkte bei der Nachuntersuchung von Adenompatienten berücksichtigt, andererseits wird diese Risikogruppe mit hoher Wahrscheinlichkeit vor einem kolorektalen Karzinom bewahrt.

Aus unseren Untersuchungen ergeben sich für die Zukunft jedoch auch einige offene Fragen: Können unsere Untersuchungen durch andere Zentren bestätigt werden? Bestehen regionale Unterschiede auch im Hinblick auf andere Ernährungsgewohnheiten? Finden sich innerhalb der Gruppe der Adenompatienten besondere Merkmale, die das Adenomwachstum verändern? Welche Einflüsse induzieren die Karzinomentwicklung bei Adenompatienten? Gibt es hierfür Erkennungsmerkmale?

Nur eine intensive und beständige Zusammenarbeit zahlreicher Zentren und Experten wird diesbezüglich die erhofften Fortschritte bringen.

Literatur

Altendorf A, Scheele J (1986) Nachsorge und Nachoperationen nach kolorektalen Karzinomen. In: Hermanek P (Hrsg) Bedeutung des TNM-Systems für die Klinische Onkologie. Zuckschwerdt, München Bern Wien, S 214
Finney DL (1971) Probit analysis. Cambridge
Matek W (1985) Die Entwicklung kolorektaler Adenome, Untersuchungen zur Erfassung potentieller Einflußgrößen und zur Optimierung der Nachsorge. (Gastroenterologie und Stoffwechsel 22)
Matek W, Guggenmoos-Holzmann I, Demling L (1985) Follow-up of patients with colorectal adenomas. Endoscopy 17:175
Waye JD, Braunfeld S (1982) Surveillance intervals after colonoscopic polypectomy. Endoscopy 14:79

Diskussion

Winkler: Ich habe 2 Fragen. Sie haben nicht vorgetragen, ob Sie auch zur Größe des Adenoms korreliert haben. Das heißt, ob die Rückfallwahrscheinlichkeit bei größeren Adenomen größer ist als bei kleinen Adenomen? Die andere Frage, die sich daran anschließt wäre: Wenn wir ein sehr großes, sagen wir mal 3 cm erreichendes Adenom haben, haben wir ja zumindest von der Statistik her eine etwa 17%ige Karzinomwahrscheinlichkeit in diesem Adenom. Sollte man nicht insoweit differenzieren, daß man sagt: Wenn man ein großes Adenom, also 3 cm und größer, endoskopisch abgetragen hat, dann sollte man engere Nachsorgetermine oder -intervalle vorsehen. Auch im Hinblick darauf, daß – wie es mir häufiger passiert ist – ein Adenom als ein Zottentumor, also als villös klassifiziert wurde und das Rezidiv dann ein Karzinom war.

Matek: Wir haben natürlich getestet, ob Patienten mit besonders großen Adenomen schneller ein Rezidiv entwickeln. Dies hat sich nicht ergeben. Wenn ein Tumor breitbasig und sehr groß ist, ein relevanter Befund verbleibt, kann dieser relevante Befund natürlich weiterwachsen. Man sollte daher adenomatöse Reststrukturen, die über 5 mm groß und deshalb mit der Schlinge gut entfernbar sind, unbedingt beseitigen: Wenn ein klinisch relevanter Adenomrest verbleibt, sind die Kontrolluntersuchungen innerhalb der ersten 3 Monate indiziert, um diesen Rest zu entfernen. Wenn jedoch das Adenom vollständig entfernt ist, histologisch im Gesunden oder mindestens ohne makroskopisch erkennbaren Rest, ist die Rezidivrate nicht erhöht.

Winkler: Vielleicht kann uns Herr Hermanek weiterhelfen. Mir fällt die hohe Rezidivneigung bei den riesigen, zum Teil ja über 10, 12 cm gehenden Rektumzottentumoren immer wieder auf, die man mit einer Mukosektomie eigentlich chirurgisch sauber herausbringt, auch mit einem gesunden Schleimhautsaum. Trotzdem gibt es eine überproportional hohe Rezidivquote, so in der Größenordnung um 20%. Geht das von der benachbarten Schleimhaut aus, oder sind wir doch nicht gründlich genug gewesen? Wenn ja, sollte man nicht bei diesen großen flächenhaften Adenomen doch etwas engmaschiger kontrollieren, weil man einfach nicht sicher ist. Sie kriegen die Stückchen unter Umständen geliefert und können auch nicht sauber sagen, ob das wirklich alles im Gesunden ist.

Hermanek: Ich bin der Meinung, daß man hier bei diesen großen flächenhaften Tumoren unbedingt ein engmaschiges Nachsorgeschema haben muß. Einfach deshalb, weil der Pathologe nicht ohne weiteres imstande ist, hier eine zuverlässige Aussage über die Entfernung im Gesunden zu machen. Außerdem wissen wir, daß man, je größer ein villöses Adenom ist, um so häufiger in der unmittelbaren Umgebung, wenn man danach sucht, kleine weitere Herde von villösen Adenomen findet. Es sind also zwei Gründe, die bei diesen speziellen Formen sicher für ein engmaschigeres Verhalten sprechen. Allerdings hat Herr Matek sein Schema für ein ganz anderes Krankengut entworfen. Das ist das Krankengut der endoskopisch zu entfernenden Adenome. Diese Tumoren sind biologisch auch sicher etwas anderes.

Winkler: Lassen Sie mich noch einmal eine Zwischenbemerkung machen. Ich hatte früher mal eine Idee, daß man ein Adenom bis 3 cm als endoskopisches Adenom bezeichnen könnte, während es ab 3 cm zu einem chirurgischen Adenom wird. Mir sind Tendenzen bekannt, daß diese Grenze aufgeweicht wird. Daß die Artistik am Endoskop so zugenommen hat, daß man jetzt also auch 5, 10 cm und noch größere Adenome herausnimmt. Ich sage das ganz bewußt, um hier auch etwas zu provozieren. Ich meine, ab 3 cm beginnt nach wie vor eine kritische Grenze für den Endoskopiker.

Hermanek: Dafür bin ich auch, und zwar nicht zuletzt deshalb, weil nach meinen Erfahrungen auch mit hochbekannten Endoskopeuren wir es doch nicht als ein komplettes Präparat bekommen und damit keine Aussage möglich wird, ob es jetzt wirklich im Gesunden entfernt ist oder nicht.

Matek: Ich glaube, wenn die Polypenbasis 3 cm überschreitet, können Sie die Läsion endoskopisch nicht mehr entfernen, allenfalls im günstigen Einzelfall. Über 3 cm sollte man ein chirurgisches Verfahren wählen. Bei einer Ektomie in mehreren Teilen ist die Aussage zur Entfernung im Gesunden erheblich eingeschränkt. Dadurch ergibt sich die Gefahr lokaler Rezidive.

Frühmorgen: Herr Matek, haben sie sich auch die Frage vorgelegt, warum jene Patienten, die primär multiple Polypen haben, schneller einen relevanten Polypen entwickeln? Wir gehen doch davon aus, daß wir ein klares sauberes Kolon haben und daß alle bei Null anfangen. Es gibt doch eigentlich nur zwei Interpretationen: Die eine, daß bei den Polypen, die auf dem Boden primär multipler Polypen entstehenden, neuen Läsionen eine schnellere Tumorverdoppelungszeit haben, oder die andere, daß bei primär multiplen Polypen das Risiko, mal so einen kleinen 3–4 mm großen zu übersehen, größer ist und der dann natürlich einen Wachstumsvorsprung hat.

Matek: Diese kleinen Polypen sind ja klinisch nicht relevant und wurden daher auch nicht als Rezidiv gewertet.

Ich habe mir die Frage nach den primär multiplen Polypen natürlich auch gestellt, aber es gibt bisher keine Antwort. Es könnte sein, daß die Kolonschleimhaut bei Patienten mit multiplen Polypen eine stärkere Neigung bzw. Disposition aufweist, Adenome zu bilden. Dies hat sie durch die Entwicklung der multiplen Adenome bereits gezeigt und dies bestätigt sie durch die raschere Rezidiventwicklung, wobei – und dies ist nochmals zu betonen – als Rezidive nur Adenome größer/gleich 5 mm betrachtet wurden.

Robra: Das Modell beinhaltet mindestens 2 Parameter: Der erste wäre sozusagen eine Art Induktionsdauerverteilung bis zur ersten relevanten Läsion. Der zweite wäre die Wachstumsgeschwindigkeit dieser induzierten Läsionen. Es wäre vielleicht ganz hilfreich, diese Daten mal einfach mit einem mathematischen Modell mit zusätzlichen Parametern, etwa solchen, die die Falschnegativrate der Kolonuntersuchung mitberücksichtigen anzupassen und dann eine Weile verschiedene Datensätze zum Vergleich heranzuziehen. Dann kann man den Bereich der Induktionsdauerverteilung und der Wachstumsgeschwindigkeitsverteilung eingrenzen und womöglich für praktische Zwecke zu Empfehlungen für Kontrollintervalle kommen.

Matek: Die Frage, warum die Adenome bei dem einen Patienten schneller und bei dem anderen nicht oder langsamer wachsen, ist unbeantwortet. Wir wissen auch nicht, warum der eine Patient ein Adenom bekommt und der andere überhaupt nichts oder ein Karzinom. Wir haben hierfür zu wenige Hintergrundinformationen.

Boeing: Sie haben die dritte Möglichkeit nicht erwähnt. Daß es einfach auch an den Verhaltensweisen der einzelnen Leute liegt, die dann im Prinzip das Polypenwachstum induziert, so daß einfach das Verhalten unterschiedlich ist. Vielleicht unterschiedliche Ernährungsweisen bei den einen, die multiple Polypen haben gegenüber denen, die singuläre Polypen haben.

Matek: Trotzdem begeben wir uns auf den Boden der Spekulation. Da gibt es noch keine Daten und wir können auch noch keine definitive Antwort liefern. Man kann nur Theorien oder Hypothesen aufwerfen.

Hermanek: Ich wollte noch eine Bemerkung anschließen. Man sollte in diesen Untersuchungen geradezu ein Modell von Untersuchungen sehen, wie man durch sorgfältige Nachsorge ganz wesentliche kostensparende Erkenntnisse erzielen kann. Ich habe ausgerechnet, wenn man 600 Patienten so wie Herr Matek früher 4 Jahre nachgesorgt hätte, hätte man 2400 Koloskopien machen müssen. Wenn man bei diesen selben 600 Patienten nach seinem Nachsorgeschema vorgeht, braucht man kaum 900 machen. Das heißt, man reduziert die Koloskopie in 4 Jahren bei diesen 600 Patienten um 60%, und das ist doch ganz gewaltig.

Möglichkeiten limitierter Eingriffe beim kolorektalen Karzinom

R. Winkler

Vorbemerkungen

Das kolorektale Karzinom gehört zu den bestuntersuchten Karzinomen. Angesichts seiner Häufigkeit und prinzipiell guten Behandelbarkeit sind daher vergleichsweise valide Aussagen zur Gesamtsituation und Dignitätseinschätzungen möglich. Aufgrund der anatomischen Vorgaben einer klaren Wandgliederung und unipolaren langen Metastasenstraße sowie peritoneofaszialer Gliederungen als Wachstumsbremse läßt sich das Krebsgeschehen auch mit vergleichsweise statischen Parametern wie der Dukes- oder der nunmehr weitgehend nachempfundenen TNM-Klassifikation in zuverlässige Kategorien einordnen. Mit dem Grading verfügen wir zusätzlich über einen, allerdings subjektiven Einflüssen unterliegenden dynamischen Ordnungsschlüssel. Die Prognoserelevanz der einzelnen Tumorstadien ist hoch signifikant, die einzelnen Klassen sind mit gehöriger Trennschärfe abgesetzt. Von daher bieten sich stadiengerechte Therapieprogramme geradezu an. Derartige Programme können beinhalten:
– Minimalisierung der chirurgischen Intervention bei prognostisch sehr günstigem Tumorstadium,
– adjuvante Therapiemaßnahmen bei prognostisch ungünstigem Stadium.
Realisiert und praktisch relevant sind derartige Überlegungen speziell in der Rektumchirurgie.

Pathologisch-anatomische Vorgaben

Außer den schon zitierten Kriterien ergeben sich aus der Pathologie dieser Tumoren Merkmale, die ein limitiertes Vorgehen möglich werden lassen:
– Im allgemeinen handelt es sich um außerordentlich kompakte, gut begrenzte Tumoren, die den makroskopischen Tumorrand auch im feingeweblichen Bild selten mehr als um wenige Millimeter überschreiten. Eine Überschreitung des makroskopischen Tumorrandes um mehr als 2 cm, die extrem selten ist, bedeutet de facto prognostische Inkurabilität.
– Im Gegensatz beispielsweise zum Magen findet sich in der Kolonwand die erste Lymphdrainagestation erst in der Submukosa. Das frühinvasive Kolonkarzinom, das die Muscularis mucosae nicht überschreitet, verfügt damit nicht über Metastasierungsmöglichkeiten. Diese Situation findet sich vornehmlich beim frühinvasiven Karzinom im Adenom. Doch selbst mit Erreichen der Submukosa ist die lymphonoduläre Metastasierungsrate mit 2–3% außerordentlich gering.

- Die Metastasierung des kolorektalen Karzinoms erfolgt vorwiegend lymphogen, erst in fortgeschrittenen Fällen auch hämatogen. Dabei metastasiert der Tumor gerichtet entlang der sog. lymphonodulär mehrfach gegliederten langen mesenterialen Metastasenstraßen. Nur in Bereichen, die über zweierlei Abflußwege verfügen (z. B. Flexuren) kann auch eine bipolare Absiedlung erfolgen. Speziell mit Blick auf die Rektumkarzinome ist wesentlich, daß eine retrograde Metastasierung über 2 cm aboral der makroskopischen Tumorgrenzen ebenfalls eine Rarität ist, die prognostisch Inkurabilität bedeutet. Sie signalisiert in der Regel eine Tumorblockierung der zentralen Lymphknotenstationen an der A. mesenterica inferior. Dies ist auch anzunehmen bei der seltenen lateralen Metastasierung in den Bereich der iliakalen Lymphknotenstationen.
- Es besteht eine ausgesprochene Adenom-Karzinom-Sequenz (s. Beitrag Hermanek). Dies bedeutet, daß aus Adenomgröße und Histotyp sich auch dann Konsequenzen für die Therapie ableiten lassen, wenn eine maligne Transformation des Adenoms noch nicht bewiesen wurde. Praktische Bedeutung hat diese Frage vor allem hinsichtlich der Alternativentscheidung „endoskopische Tumorabtragung oder chirurgisches Vorgehen". Es widerspricht zwar dem Geist des Themas, wenn ich an dieser Stelle dafür plädiere, bei Adenomen über 3 cm Durchmesser, insbesondere dann, wenn sie sessil entwickelt und villöser Struktur sind, eine sehr sorgfältige Risikogewichtung zu betreiben. Immerhin ist das maligne Potential ab dieser Tumorgröße beachtlich, das Problem einer endoskopisch vollständigen Bergung ist erheblich und die Anforderungen an den Pathologen, dem das Material ja vielfach nur stückchenweise und auch nicht immer vollständig zugeht, sind hinsichtlich einer zuverlässigen Einordnung beträchtlich. Von daher wird verständlich, daß sich Patienten, bei denen primär ein Zottentumor diagnostiziert wurde, dessen Rezidiv sich dann als Karzinom erwies, keineswegs als Einzelschicksale erweisen.

Chirurgische Grundpositionen

Das chirurgische Behandlungskonzept bei den kolorektalen Karzinomen ist vom Grundsatz her einfach. Es besteht in der vollständigen En-bloc-Entfernung des erkrankten Darmabschnitts mitsamt den potentiellen Abstromwegen, die am Abgang des versorgenden Zentralgefäßes abgesetzt werden. Im gesamten Kolonrahmen bestimmt praktisch allein diese Absetzung am Zentralgefäß den Umfang der Resektion, die lokal erforderlichen Sicherheitsdistanzen werden dabei in der Regel erheblich überschritten. Gleichwohl sind auch ausgedehntere Verluste im Bereich des Kolonrahmens vollständig unbedenklich, da sie mittelfristig voll kompensierbar sind. Da durch die heutigen operationsbegleitenden Maßnahmen wie auch die Technik selber das Risiko der Kolonresektion in der Elektivsituation drastisch auf maximal 1–2% Letalität bei über 90% Primärheilungsquote gesenkt werden konnte, stellt sich auch nicht mehr die früher relevante Frage „Resektion versus Kolotomie und lokale Exzision bei Vorliegen eines operationspflichtigen Adenoms". Seitdem das operative Risikopotential der Resektion als gleich hoch wie das der Kolotomie eingestuft werden kann, ist selbstverständlich dem radikaleren Vorgehen der Resektion in den Bereichen, wo dies funktionell unproblematisch ist, der Vorzug zu geben.

Die entscheidenden Fragen stellen sich am Rektum im Hinblick auf die Möglichkeit der Kontinenzerhaltung. Im Bewußtsein der Betroffenen übersteigt die Notwendigkeit einer Kolostomieanlage die durch die Krebskrankheit heraufbeschworenen Probleme zumindest in der Initialphase bei weitem. Dies kann so weit gehen, daß in der kategorischen Ablehnung der Stomaanlage der Patient durch die Verweigerung der vermutlich lebensrettenden Radikaloperation sich selbst existentiell gefährdet. Alle technischen Fortschritte können nicht darüber hinwegtäuschen, daß das fortgeschrittene Karzinom des unteren Rektumdrittels aus krebsbiologischen wie kontinenzphysiologischen Gründen allein durch die abdominoperineale Rektumexstirpation einer sinnvollen Behandlung zugeführt werden kann. Allerdings, hier eröffnet sich aus den oben angesprochenen pathologisch-anatomischen Kriterien bei früherer Diagnose auch die Chance, das Leiden mit einer lokalen Exzision radikal beherrschen zu können und damit den natürlichen Passageweg zu wahren. Die Kriterien für ein derartiges lokales Vorgehen sind hinreichend definiert:
- Der Tumordurchmesser darf 3 cm nicht überschreiten.
- Das Wachstum soll exophytisch sein, die Tumorinvasion darf die Submukosa nicht überschreiten.
- Die Exzision muß in der gesamten Wandstärke, also unter Mitnahme der Muscularis propria erfolgen.
- Der Tumor sollte hoch bis allenfalls mittelgradig differenziert sein.
- Das Vorgehen muß durch einen versierten Pathologen abgesichert sein.
Operationstechnisch bieten sich hierzu zwei Wege an:
1. Die transanale transmurale Exzision im Sinne der „disc-excision" nach Parks mit nachfolgendem Querverschluß des resultierenden Wanddefekts, speziell für Tumoren, die knapp oberhalb der Linea dentata liegen oder bei denen die Rektumwand so mobil ist, daß sie sich in die Analebene luxieren läßt, um eine übersichtliche Exzision zu erlauben. Maunsell hat als erster schon am Ende des vergangenen Jahrhunderts auf diese Möglichkeit einer Eversionsexzision hingewiesen.
2. Mason gebürt das Verdienst, den posterioren Zugang zum Rektum revitalisiert zu haben. Mit seinem sog. transsphinkteren Vorgehen, also der Aufspaltung des Anal- und Rektumrohrs von dorsal gelingt eine übersichtliche Exposition und damit technisch zuverlässige Exzision insbesondere im Übergang vom distalen zum mittleren Rektumdrittel gelegener Tumoren, die von unten schlecht zu erreichen sind. Zudem erlaubt dieser Zugang eine Kontrolle der mesorektalen regionären Lymphknotenstationen und damit über die intraoperative Schnellschnittdiagnostik eine zuverlässige Einschätzung, ob mit einer lokalen Exzision die Radikalitätspostulate gewahrt werden können. Es sei hier angemerkt, daß für diese Standorte regelhaft die ausschließliche Rektotomie nach Wölfler ausreichend ist, die Sphinkterstrukturen einschließlich der Puborektalisschlinge sich also schonen lassen. Das technisch elegante Vorgehen sollte nicht darüber hinwegtäuschen, daß die Quote lokaler Heilungsstörungen beachtlich ist. Für viele ist dieses Vorgehen daher nur unter dem Schutz einer ausschaltenden Kolostomie, also zwei- bis dreizeitig, akzeptabel. Bei dem Operationsaufwand ist schließlich die Absicherung durch eine Schnellschnittuntersuchung unabdingbar.
Wegen dieses Mehraufwands und im Hinblick auf die Belastungen für die Betroffenen gebe ich daher womöglich der transanalen Exzision den Vorzug. Hier könnte sich für die Zukunft eine noch attraktivere Alternative in dem von Buess entwickelten rekto-

skopisch mikrochirurgischen Vorgehen anbahnen, das in seinen technischen Möglichkeiten besticht, sich allerdings in dem erheblichen Ausstattungsaufwand derzeit noch
limitiert. Von daher wird das Verfahren sich vorerst wohl nur in ausgewiesenen
Zentren realisieren lassen.

Mit der Erwähnung der kryochirurgischen Tumordestruktion bewegen wir uns im
Grenzbereich zur rein palliativen Therapie. Mit dieser einfachen, nahezu risikofreien
und kaum belastenden Maßnahme, die von daher auch ambulant zumutbar ist, lassen
sich sicher in Frühfällen auch kurative Intentionen erfüllen. Sie wird vorzugsweise bei
hochbetagten Patienten oder extremen Risikofaktoren eine echte Alternative, da
hierbei das Kriterium einer zuverlässigen Klassifikation im Hinblick auf eine gegebe-
nenfalls radikalere Lösung entfällt. Eindeutig nur unter palliativen Aspekten wende
ich die transanale elektrochirurgische Tumorresektion an, deren Indikation ich in der
Vermeidung einer Stomaanlage bei ansonsten nicht kurativ entfernbarem Karzinom
sehe. Zumindest in diesen Fällen dürfte auch die zusätzliche Strahlentherapie von der
Indikation her nicht strittig sein, da sie einen deutlich retardierenden Effekt auf das
Tumorwachstum ausübt und so dem Therapieziel „Vermeidung einer Stomaanlage"
bei gleichzeitiger Palliation tumorbedingter Beschwerden dient.

Inwieweit bei den anderen genannten Situationen eine Strahlentherapie als adjuvante Maßnahme hinzugezogen wird, dürfte berechtigter Gegenstand einer Diskussion sein. Erfüllt die lokale Exzision pathologisch-histologisch die Radikalitätspostulate, ist sie entbehrlich. Hier kann man sich aber durchaus in eine Kompromißsi-
tuation gedrängt sehen, da bei kategorischer Ablehnung einer in einer Stomaanlage
mündenden Rektumexstirpation in der zusätzlichen Strahlentherapie eine notwendige
Radikalitätssteigerung einer lokalen Exzision gesehen wird. Die Problematik dieses
Vorgehens wird deutlich, wenn man weiß, daß sich so zwar ein lokales Rezidiv
verhindern läßt, die Patienten dann jedoch zum Teil erst 4 und mehr Jahre nach der
Intervention an den Folgen von Fernmetastasen versterben. Ich selbst kenne zur Zeit
4 derartige Fälle, wobei die besondere Tragik darin besteht, daß es sich sämtlich um
sehr junge Patienten gehandelt hat.

Schließlich soll eine Möglichkeit einer Eingriffslimitierung nicht unerwähnt bleiben, die ihre Indikation beim großen Adenom an der Grenze zum Karzinom bzw.
frühinvasiven Karzinom hat: Die von Gall und Hermanek empfohlene tubuläre Resektion. Hier handelt es sich um eine relativ sparsame manschettenartige Resektion
des Darmabschnitts, die sich ausschließlich an den lokalen Radikalitätserfordernissen
des Tumors orientiert, wobei bei den günstigen Verhältnissen eine sparsame Resek-
tionsdistanz von 1–2 cm vertretbar ist. Dadurch, daß die Durchblutung der erhaltba-
ren Darmabschnitte nicht angetastet wird und die Defektstrecke kurz ist, bestehen
optimale Heilungsbedingungen. Praktisch bedeutsam ist das Vorgehen daher speziell
wiederum im Rahmen der Rektumchirurgie und hier nicht nur im Sinne eines passage-
erhaltenden, sondern auch kontinenzfunktionsschonenden Eingriffs. Selbstverständlich kann dieser Eingriff ebenfalls nur unter Schnellschnittbedingungen erfolgen, um
bei Nachweis einer tieferen Invasion oder von Lymphknotenmetastasen zu einem
radikalen Vorgehen überzugehen.

Schlußfolgerungen

Es steht außer Frage, daß sich mit einer Vorverlegung des Diagnosezeitpunkts bei den kolorektalen Karzinomen die Prognose zum Teil dramatisch bessern läßt. Mit einer Früherfassung werden wir darüber hinaus der Frage enthoben, ob adjuvante Therapiemaßnahmen ergriffen werden müssen. Derartige ergänzende Behandlungsschritte sind nach meinen Erfahrungen für das fortgeschrittene Karzinom des pelvinen Kolons die adjuvante Strahlentherapie, die nachweislich zu einer drastischen Senkung der hier sonst deprimierend hohen Lokalrezidivquote führt. Die Möglichkeit zum Verzicht auf eine adjuvante Therapie wäre damit der erste Schritt einer Therapielimitierung bei diesen Karzinomen. Insbesondere aber unter dem Aspekt kontinenzerhaltender Maßnahmen gewinnt die Möglichkeit einer lokalen Exzision als gehörig radikalem Vorgehen bei Frühstadien eine zentrale Bedeutung. Hier stehen mit der transanalen „disc-excision", der Rectotomia posterior sowie der tubulären Resektion gut begründete Behandlungsverfahren zur Wahl.

Die ob ihrer früher höchst unterschiedlichen Risikopotentiale notwendige Differentialtherapie bei operationspflichtigen Kolonadenomen im Sinne der Kolotomie mit lokaler Adenomexstirpation versus Segmentresektion ist heute entbehrlich geworden, da das Risiko der Resektion dem der Kolotomie angeglichen werden konnte und der aus der Resektion resultierende Darmverlust funktionell unerheblich ist.

Im Hintergrund all dieser Überlegungen steht das Ideal, durch die Erfassung des Karzinoms in seinem adenomatösen Vorstadium einen Großteil der aufwendigen Radikaloperationen überhaupt entbehrlich zu machen, indem das Leiden im Vorfeld durch die endoskopische Adenomexstirpation bereits beherrscht wird. So unbestritten notwendig die Diagnosevorverlegung ist, in der Erfassung von möglichst vielen wachsenden Adenome sehe ich das ungleich größere (prophylaktisch) therapeutische Potential aller Vorsorgebemühungen. Es ist bedauerlich, daß dieser Aspekt in den Erfassungsbelegen der Vorsorgemaßnahmen bei der Neufassung unberücksichtigt blieb, so daß wir weiterhin statistischen Materials entbehren müssen, um diese Einschätzung erhärten zu können.

Diskussion

Riemann: Herr Winkler, würden Sie grundsätzlich beim kleinen, gut beweglichen Tumor im Rektum heute zunächst transanal ausschneiden, die Histologie abwarten und dann die weitere Strategie davon abhängig machen, oder welche Entscheidungskriterien haben Sie dafür, daß Sie ein solches Vorgehen einleiten?

Winkler: Grundsätzlich würde ich nicht sagen. Das hängt natürlich auch mit dem Risikobewußtsein des Patienten zusammen. Wenn ich mir nicht sicher bin, ob es ein Karzinom ist mit tieferer Invasion und eine Rektumexstirpation die Alternative ist, dann würde ich in jedem Fall erst die lokale Exzision machen. Wenn es um eine Resektion geht, würde ich meinen, das Resektionsrisiko ist heute so klein geworden, daß ich hier die größere Sicherheit dem etwas erhöhten Risiko vorziehen würde. Ab 10 cm würde ich mich für die Resektion entscheiden, aber im Rektumbereich erst mal die transanale Exstirpation versuchen.

Es wird Einzelfälle geben, und ich kenne insgesamt vier, – der hier gezeigte Fall mit der Rectotomia posterior war auch einer davon – die 4, 5, 6 Jahre nach der lokalen Exzision und sicher frei von einem lokalen Rezidiv trotzdem ihre Lungen- oder Lebermetastasen entwickelt haben. Herr Klapdor und ich haben gerade in den letzten Tagen einen gemeinsamen Patienten gehabt, auch eine endoskopisch einwandfreie, nach diesen Kriterien erfolgte lokale Exzision. Anderthalb oder 2 Jahre später: ausgedehnte Lebermetastasen, reseziert, jetzt nach 3 Jahren, immunszintigraphisch gesichert, an der Außenseite, wo das Karzinom gesessen hat, subserös gelegen ein lokales Rezidiv und weitere Lymphknotenmetastasen entlang der Aorta. Von solchen Fällen werden wir nicht freikommen. Aber ich meine, im Interesse derjenigen, die von solchen lokalen Therapien profitieren, müssen wir diese wenigen Versager in Kauf nehmen.

Tumormarker

R. Klapdor

In den letzten Jahren kam vorübergehend die Hoffnung auf, dem Ziel der Frühdiagnostik kolorektaler Karzinome näherzukommen. Unter Frühdiagnostik sei die zuverlässige Diagnostik von Dukes-A- bzw. T1/T2-N0-M0-Tumoren verstanden (Hermanek et al. 1987).

Die Hybridomtechnologie (Köhler u. Milstein 1975) erlaubte die Gewinnung einer Vielzahl neuer monoklonaler Antikörper, die einerseits zur Verbesserung bisheriger Testsysteme, wie für das CEA, eingesetzt werden konnten, zum anderen für die Entdeckung neuer antigener Strukturen, hier mit dem Ziel, einen „idealen" Tumormarker mit Organ- und Tumorspezifität sowie der Möglichkeit der Frühdiagnose zu finden. Gleichzeitig wurde an der Evaluierung anderer potentieller „Tumormarker" gearbeitet, wie z.B. der pathologischen Nukleotide, der NMR-Spektroskopie von Lipoproteinen, der Phosphohexose-Isomerase und der Thymidinkinase (Tabelle 1).

Tabelle 1. Einige als Tumormarker in der Onkologie eingesetzte Substanzen. „Tumormarker" sind Substanzen, die von Tumorzellen selbst produziert werden oder deren Produktion durch malignes Wachstum stimuliert wird

---

Enzyme

LDH-Isoenzyme	Phosphohexose-Isomerase
CK-Isoenzyme	Neuronspezifische Enolase
Pankreaselastase	Thymidinkinase
Serumribonuclease	

Hormone

Gastrointestinale Peptide (Insulin, Glukagon, Somatostatin, PP, Gastrin ...)

Andere

b_2-Mikroglobulin	PSTI
Ferritin	TATI
Modifizierte Nukleoside	

Tumorassoziierte Antigene

C E A	Glykoprotein, Gold und Freedmann 1965
A F P	Glykoprotein, Abelev et al. 1963, Tatarinow et al. 1964
T P A	Zelluläre Proteine, Björklund et al. 1957
S C C	Glykoprotein, Kato et al. 1977
C E A	Definiert durch MAK gegen verschiedene Epitope des CEA oder mit CEA verwandter Substanzen
CA 19-9	Definiert durch den MAK 1116NS 19-9 (Koprowski et al. 1979)
CA 50	Definiert durch den MAK C 50 (Lindholm et al. 1983)
CA 125	Definiert durch den MAK OC125 (Bast et al. 1981)
TAG 72	Definiert durch den MAK B72.3 (Colcher et al. 1981)

Im Hinblick auf die Frühdiagnose kolorektaler Tumoren läßt sich der heutige Stand wie folgt zusammenfassen:

Tumorassoziierte Antigene

CEA

Eine Vielzahl von Arbeiten hat gezeigt, daß Bestimmungen des karzinoembryonalen Antigens (CEA) unter Verwendung polyklonaler Antikörper keine Frühdiagnostik kolorektaler Karzinome erlauben. In der Literatur werden erhöhte Werte für Dukes-A-Tumoren im Mittel nur in 10–15% der Fälle beschrieben (Kleist 1983).

Die Einführung monoklonaler Antikörper zur Bestimmung des CEA in Radio- bzw. Enzymimmunoassays hat entgegen ersten Erwartungen keine Verbesserung gebracht. Staab et al. (1982) z. B. berichten über eine vergleichbare Sensitivität bei vergleichender Bestimmung des CEA mit Testsystemen mit polyklonalen und mono- klonalen Antikörpern für kolorektale Karzinome (bei allerdings höherer Spezifität bei Verwendung monoklonaler Antikörper), eigene vergleichende Untersuchungen mit Testsystemen mit verschiedenen monoklonalen Antikörpern zeigen ebenfalls ver- gleichbare Sensitivitäten (Abb. 1). Entsprechend stimmen in der Regel auch Verlaufs- untersuchungen, zumindest vom qualitativen Gesichtspunkt her, überein (Abb. 2).

Demzufolge konnte die Frühdiagnostik kolorektaler Karzinome durch CEA- Testsysteme mit monoklonalen Antikörpern nicht verbessert werden. Die Sensitivität liegt auch hier nur gering über der Rate erhöhter CEA-Werte bei benignen Erkran- kungen des Dickdarms. Bei Patienten mit Adenomen werden z. B. erhöhte CEA- Werte in ca. 10% der Fälle in der Literatur angegeben (Jalanko et al. 1985). Gleiches gilt für eigene Untersuchungen an Patienten mit tubulovillösen bzw. tubulären Ade- nomen von 1–3 cm Größe (Tabelle 2).

CA 19-9, CA 50, CA 125, TAG 72

Auch durch monoklonale Antikörper neu entdeckte tumorassoziierte Antigene haben im Hinblick auf die Frühdiagnostik des kolorektalen Karzinoms die Hoffnungen nicht erfüllen können. Das CA 19-9, heute Tumormarker der ersten Wahl für das exkretorische Pankreaskarzinom (Del Villano et al. 1983, Klapdor et al. 1983, Klap- dor u. Greten 1984), hat im Vergleich zum CEA für kolorektale Karzinome keine Verbesserung gebracht (Tabelle 3). Allgemein wird die Sensitivität – bezogen auf einen Grenzwert von 37 U/ml – sogar noch niedriger angegeben als für das CEA, Ergebnis-

Tabelle 2. Häufigkeit von Erhöhungen verschiedener Tumormarker bei Adenomen des Dick- darms; ( ) = absolute Werte oberhalb der Grenzwerte

Adenom	Größe [cm]	CEA > 5 ng/ml	CA 19-9 > 37 U/ml	CA 125 > 35 U/ml	TAG 72 > 3 U/ml	n
Tubulovillös	< 1	–	–	–	–	7
	1 – 3	–	–	–	1 (3,3)	8
Tubulär	< 1	–	2 (41/41)	–	2 (3,5/6,2)	9
	1 – 3	1 (9,0)	–	–	–	6

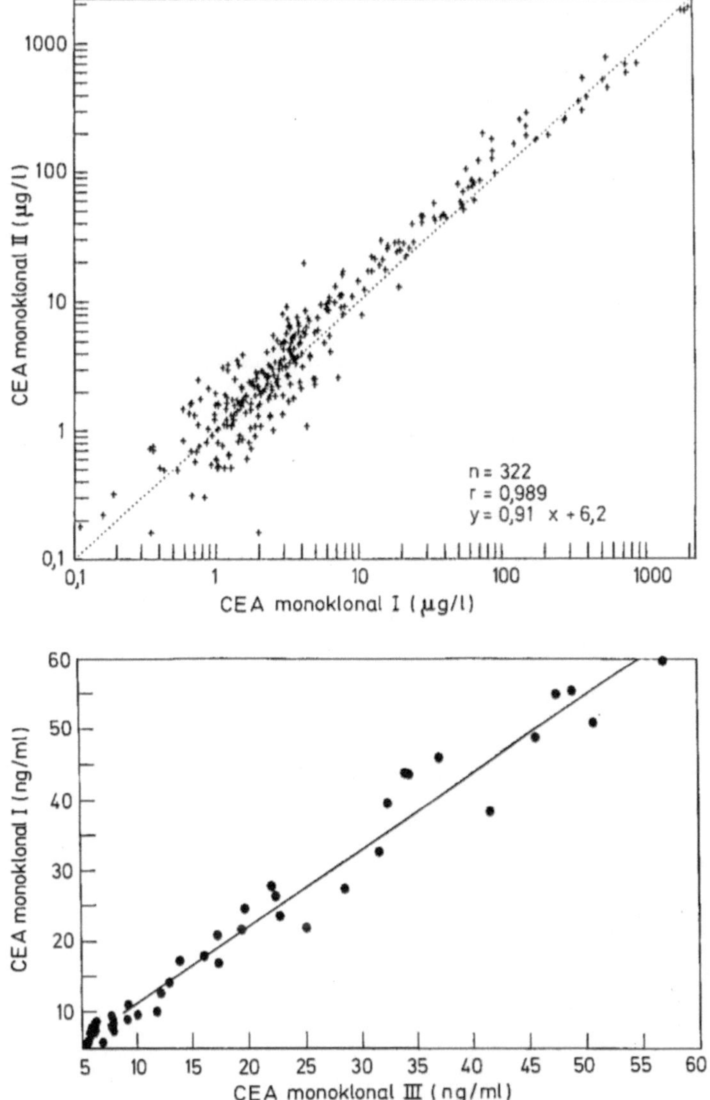

Abb. 1. Vergleich der mit verschiedenen CEA-Testsystemen (unterschiedliche monoklonale Antikörper) gemessenen CEA-Werte im Serum von Patienten mit bösartigen Tumoren

se, die gut mit immunhistochemischen Untersuchungen übereinstimmen (Quentmeier et al. 1987).

Das CA 50 (Holmgren et al. 1984) entspricht, wie beim Pankreaskarzinom, weitgehend dem CA 19-9 (Genolla et al. 1987; Haglund et al. 1987; Helfrich et al. 1987; Klapdor et al. 1987), obwohl einzelne immunhistochemische Arbeiten das CA 50 häufiger in Dickdarmtumoren nachweisen konnten als das CA 19-9 (Vierbuchen et al. 1986).

Das CA 125 (Bast et al. 1983), heute Tumormarker der ersten Wahl für das Ovarialkarzinom, kann in einzelnen Fällen bei fortgeschrittenen Tumoren sogar der relevante

   R. Klapdor

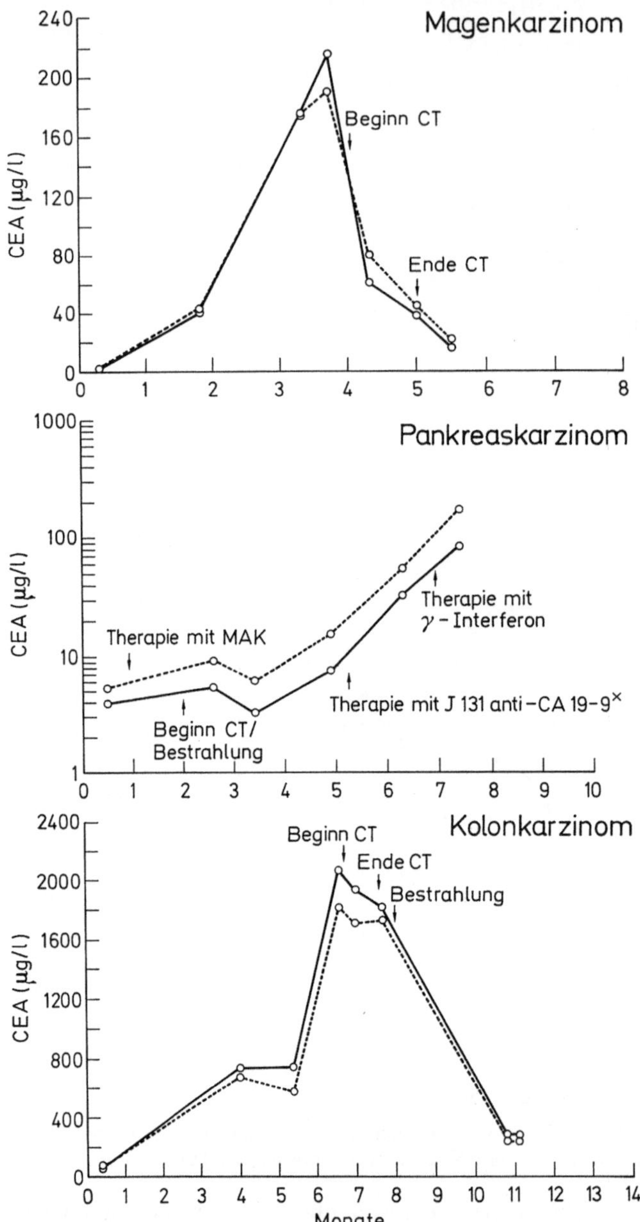

Abb. 2. Beispiele für einen weitgehend übereinstimmenden Verlauf der CEA-Werte im Serum von Patienten mit gastrointestinalen Tumoren für CEA-Bestimmungen mit verschiedenen Testsystemen. CT = Chemotherapie; × = Kurzinfusion über die a. trepatica

Tabelle 3. Sensitivität des CA 19-9 für kolorektale Karzinome

Autoren	Stadium	% > 37 U/ml
Del Vilano et al. (1983)	Dukes A	7
Dallek et al. (1985)	T 1–3 NO MO	18
Heptner et al. (1984)	Dukes A	0
Jalanko et al. (1985)	Dukes A, B	4

Tumormarker sein (Klapdor et al. 1984). Für die Frühdiagnostik spielt es – entsprechend der seltenen immunhistochemischen Lokalisation (Quentmeier et al. 1987) – keine Rolle.

Die klinische Bedeutung des tumorassoziierten Antigens TAG 72 (Colcher et al. 1981) für gastrointestinale Tumoren wird z. Z. noch erarbeitet. Für die Frühdiagnose bzw. die Erkennung von tubulo-villösen oder tubulären Adenomen ist es aber ebenfalls nicht geeignet (Klapdor 1988).

Angesichts der bisher vorliegenden klinischen und auch experimentellen Daten muß z. Z. sogar bezweifelt werden, ob es überhaupt in Zukunft möglich sein wird, über derartige tumorassoziierte Antigene zu einem Screening bzw. zu einer Frühdiagnostik kolorektaler Tumoren zu kommen. Die erhebliche Heterogenität der Tumoren bei der Expression einzelner tumorassoziierter Antigene in der Immunhistochemie (Dietel et al. 1986) lassen dies bezweifeln, ebenso wie die von Tumor zu Tumor unterschiedliche Sekretion in das Serum (Klapdor et al. 1988) sowie tierexperimentelle Ergebnisse zur Korrelation zwischen Tumormasse und Anstieg eines Tumormarkers im Blut (Klapdor u. Greten 1984).

Eine simultane Bestimmung verschiedener Tumormarker verändert die Situation für die Frühdiagnostik nicht – im Gegensatz zu den Ergebnissen bei fortgeschrittenen Tumoren. Hier kann die simultane Bestimmung verschiedener Tumormarker eine höhere Sensitivität bedeuten. Dies zeigt Tabelle 4 am Beispiel von 17 kolorektalen Karzinomen, die im Rahmen einer Koloskopie wegen symptomatischer Beschwerden erstmals diagnostiziert wurden. Gleichzeitig abgenommene Serumproben wurden auf verschiedene Tumormarker analysiert. Durch Kombination kann die Sensitivität im Vergleich zum CEA allein (6/17 über 5 ng/ml) signifikant angehoben werden. Die drei Tumoren von nur 2–3 cm Größe sind dagegen durchweg negativ.

Unberührt von der Bedeutung der Tumormarker für die Frühdiagnostik bleibt selbstverständlich ihr Wert für die peri- und postoperativen Verlaufskontrollen. Genannt sei hier die prognostische Bedeutung des prä- und postoperativen Werts, die Bedeutung eines sensitiven Tumormarkers für die frühzeitigere Rezidivdiagnostik, für die Rezidivdiagnostik mittels Immunszintigraphie und für die Evaluierung der Effektivität/Ineffektivität palliativer Therapiemaßnahmen (Baum et al. 1985; Chatal et al. 1984; Kleist 1983; Martin et al. 1980; Mentges u. Brückner 1986; Montz et al. 1986; Staab 1984; Dallek et al. 1985; Klapdor 1987).

Andere Tumormarker

Andere Tumormarker, wie z. B. die Enzyme Phosphohexose-Isomerase (Bodansky 1954), Thymidinkinase (Gronowitz et al. 1984) und neuronspezifische Enolase

Tabelle 4. Sensitivität verschiedener Tumormarker[a] für kolorektale Karzinome zum Zeitpunkt der Erstdiagnose (endoskopisch)

Pat.	∅ [cm]	Grad-ing	Lokali-sation	CEA [ng/ml]	CA 19-9 [U/ml]	CA 50 [U/ml]	CA 19-9^T [U/ml]	CA 125 [U/ml]	TAG 72 [U/ml]	TK [U/ml]	PHI U/L
L	2		Sigma	4,9	13	4,8	6,8	15	< 3	3,0	43
LE	2	2	Sigma	3,8	8,6	6,6	6,1	7,1	< 3	2,1	62
S	3		Sigma	3,5	27	8,6	16	5,4	< 3	1,4	49
A	4	1	Rectum	26	14	53	33	8,4	19	1,8	130
BL	5	2	Ascend.	1,4	69	52	35	13	3,4	1,4	37
SP	5	1	Sigma	1,2	20	17	17	7,7	< 3	1,2	31
H	5	2	Sigma	3,0	27	13	20	11	4,7	3,0	31
K	5	1	Sigma	24	67	58	54	205	60	24	124
U	5	1	Rektum	1,4	50	28	31	5	< 3	1,4	68
D	5	2	Sigma	13	87	65	52	6,1	4,4	13	74
SA	5	3	Ascend.	2,3	17	10	9,9	20	< 3	2,3	93
B	8	3	Rektum	2,6	68	46	36	10	< 3	2,6	74
HO	8	3	Rektum	2,0	8,3	7,2	19	13	8,4	2,0	31
KÖ	10	1	Sigma	1,1	21	8,8	14	6,5	7,2	1,1	74
KO	10	3	Rektum	2,8	8,9	7,1	12	8,3	< 3	2,8	68
M	10	1	Coecum	2,1	31	43	31	8,5	< 3	2,1	37

[a] Grenzwerte: CEA 5 ng/ml; CA 19-9 37 U/ml; CA 50 20 U/ml; CA 19-9^T 30 U/ml; CA 125 35 U/ml; TAG 72 3 U/ml; PHI 90 U/ml.

(Merangos et al. 1978), sowie die Bestimmung von pathologischen Nukleotiden (Holstege et al. 1987; Katsuyuki et al. 1985; Nakano et al. 1985) oder die Protonen-NMR-Spektroskopie von Plasmalipoproteinen (Fossel et al. 1986) sind u. E. trotz in einzelnen Fällen widersprüchlicher Angaben ohne Bedeutung für die Frühdiagnostik kolorektaler Karzinome. Entweder sind sie zu unspezifisch, wie z. B. die Phospho-hexose-Isomerase, oder nicht sensitiv genug, wie z. B. die Thymidinkinase trotz anfänglicher Hoffnungen, da Erhöhungen dieser Substanzen nicht nur auf eine erhöhte Produktion im Tumor zurückgeführt werden, sondern zusätzlich auch auf durch den Tumor induzierte Tumor-Wirts-Beziehungen. Die Bestimmung pathologischer Nukleotide bzw. die Protonen-NMR-Spektroskopie von Plasmalipoproteinen konnte bisher, abgesehen von Einzelpublikationen, ebenfalls nicht überzeugen. Einen routinemäßigen Einsatz verhindert darüber hinaus zunächst der große methodische Aufwand.

Zusammenfassung

Bis heute – und wahrscheinlich auch in den nächsten Jahren – gibt es keinen Tumormarker, der für eine Frühdiagnostik kolorektaler Karzinome und damit für ein Screening der asymptomatischen Bevölkerung geeignet ist. Die z. Z. zur Verfügung stehenden Tumormarker (TAA, Enzyme u. a.) sind im Hinblick auf eine Frühdiagnostik zu wenig sensitiv und zu unspezifisch. Trotz neuer Ansätze in den letzten Jahren muß sich daher der Versuch eines Screenings bzw. einer Frühdiagnostik kolorektaler Karzinome auch in der unmittelbaren Zukunft weiterhin auf endoskopische bzw. bildgebende Verfahren und den Nachweis von okkultem Blut im Stuhl stützen (Klapdor 1988).

Literatur

Atkinson BF, Ernst CS, Herlyn M, Steplewski Z, Sears HF, Koprowski H (1982) Gastrointestinal cancer-associated antigen in immunoperoxidase assay. Cancer Res 42:4820–4823

Bast RC, Klug TL, John ES et al. (1983) A radioimmunoassay using a monoclonal antibody to monitor the course of epithelial ovarian cancer. New Engl J Med 309:883–887

Baum RP, Maul FD, Klapdor R et al. (1985) Immunszintigraphie colorektaler Tumoren mit J-131-markierten monoklonalen Antikörpern (19-9/anti-CEA) – Erste Ergebnisse. Nuc Compact 16:121–128

Bodansky O (1954) Serum phosphoterose isomerase in cancer as an nides of tumor growth in metastatic carcinoma of the breast. Cancer J: 1200–1226

Chatal JF, Saccavini JC, Fumoleau P et al. (1984) Immunoscintigraphy of colon carcinoma. J Nucl Med 25:307–314

Colcher D, Horan Hand P, Nuti P, Schlom JA (1981) Spectrum of monoclonal antibodies reactive with human mammary tumor cells. Proc Natl Acad Sci USA 78:3199–3203

Del Villano BC, Brennan S, Brock P et al. (1983) Radioimmunometric assay for a monoclonal antibody-defined tumor marker, CA 19-9. Clin Chem 29:549–552

Dallek M, van Ackeren H, Klapdor R, Klapdor U, Bahlo M, Greten H, Saeger W (1985) Primary diagnosis and follow-up of colorectal and stomach cancer with the tumour associated antigens CEA, CA 19-9 and CA 125. In: Greten H, Klapdor R (eds) New tumour associated antigens – two years clinical experience with monoclonal antibodies – 2nd Symposium on Tumour Markers, Hamburg 1984. Thieme, Stuttgart New York, pp 35–42

Dietel M, Arps H, Klapdor R, Müller-Hagen S, Sieck M, Hoffmann L (1986) Antigen detection by the monoclonal antibodies CA 19-9 and CA 125 in normal and tumor tissue and patients' sera. J Cancer Res Clin Oncol 111:257–265

Fossel ET, Carr JM, McDonagh J (1986) Detection of malignant tumors. Water-suppressed proton nuclear magnetic resonance spectroscopy of plasma. N Engl J Med 315:1369–1376

Genollá J, Mane S, Moragas G, Colomer R, Rosell M, Ruibal A (1987) Usefulness of CA 50 serum levels in clinical practice. In: Klapdor R (ed) New tumour markers and their monoclonal antibodies – Actual clinical relevance for diagnosis and therapy of solid tumours; 4th Symposium on Tumor Markers, Hamburg 1986. Thieme, Stuttgart New York, pp 184–187

Gronowitz JS, Källander CFR, Hagberg H, Diderholm H, Petterson U (1984) Application of an in vitro assay for serum thymidine kinase: results on viral disease and malignancies in humans. Int J Cancer 33:5–11

Haglund C, Kuusela P, Jalanko H, Roberts PJ (1987) Serum CA 50 as a tumor marker in pancreatic cancer: a comparison with CA 19-9. Int J Cancer 39:477–481

Helfrich G, Klapdor U, Bahlo M, Klapdor R, Schreiber HW (1987) Determination of the tumor markers CA 19-9, CA 125, CA 15-3, CA 50 and CEA in acute and chronic benign diseases in medical/surgical patients. In: Klapdor R (ed) New tumor markers and their monoclonal antibodies – actual clinical relevance for diagnosis and therapy of solid tumours; 4th Symposium on Tumor Markers, Hamburg 1986. Thieme, Stuttgart New York, pp 287–290

Hermanek P, Scheibe O, Spiessl B, Wagner G (eds) (1987) TNM-Klassifikation maligner Tumoren, 4. Aufl. Springer, Berlin Heidelberg New York Tokyo

Holmgren J, Lindholm L, Persson B et al. (1984) Detection by monoclonal antibody of carbohydrate antigen CA 50 in serum of patients with carcinoma. Br Med J 288:1479–1482

Holstege A, Pauff M, Kirchner R, Gerok W (1987) Increased urinary excretion of modified nucleosides in cases of colorectal carcinoma: comparison with CEA and correlation to tumor progression. In: Klapdor R (ed) New tumor markers and their monoclonal antibodies – actual clinical relevance for diagnosis and therapy of solid tumors; 4th Symposium on Tumor Markers, Hamburg 1986. Thieme, Stuttgart New York, pp 265–269

Heptner G, Domschke S, Krapf F, Schneider MU, Iro H, Domschke W (1984) Vergleich der Tumormarker CEA and CA 19-9 in der kolorektalen Diagnostik. Dtsch Med Wochenschr 109:1309–1312

Jalanko H, Haglund C, Roberts PJ, Kuusela P (1985) Tumor markers in gastrointestinal cancers. In: Homgren J (ed) Tumor marker antigens – Properties and usefulness of carcinoma associated antigens CEA, CA 19-9 and CA 50. Chartwell-Bratt, Bromley, pp 114–122

Katsuyuki N, Kathuhisa S, Yasaka T (1985) Reversed-phase high-performance liquid chromatographic investigation of mucosal nucleosides and bases and urinary modified nucleosides of gastrointestinal cancer patients. J Chromatography 343:21–33

Klapdor R (1988) Colonkarzinom-Früherkennung 1987. Z Gastroenterol 23:45–50

Klapdor R (1988) Stellenwert der Tumormarker bei der Früherkennung gastrointestinaler Tumoren. Verh. Dtsch Ges. Innere Med 94:29–40

Klapdor R, Greten H (1984) Das tumorassoziierte Antigen CA 19-9 in der Differentialdiagnostik und Verlaufskontrolle von Malignomen des Pankreas und Magen-Darm-Traktes. Dtsch Med Wochenschr 109:1935–1937

Klapdor R, Lehmann U, Bahlo M, Greten H, van Ackeren H, Dallek M, Schreiber HW (1983) CA 19-9 in der Diagnostik und Differentialdiagnostik des exkretorischen Pankreaskarzinoms. Tumor Diagn Ther 4:197–201

Klapdor R, Klapdor U, Bahlo M et al. (1984) CA 125 bei Karzinomen des Verdauungstraktes – Ein Vergleich mit CA 19-9 und CEA bei Karzinomen des Pankreas und Colon. Dtsch Med Wochenschr 109:1949–1952

Klapdor R, Klapdor U, Montz R, Dietel M, Arps H, Schreiber HW, Greten H (1987) New tumor associated antigens and their monoclonal antibodies in the follow-up of exocrine pancreatic carcinoma. In: Klapdor R (ed) New tumor markers and their relevance for diagnosis and therapy of solid tumors. 4th Symposium on Tumor Markers, Hamburg 1986. Thieme, Stuttgart New York, pp 154–166

Klapdor R, Harms F, Bahlo M, Arps H, Dietel M (1989) Tumor marker secretion (CA 19-9, CEA, CA 125) by xenografts of 8 different human pancreatic carcinomas compared to the human tumors. Strahlentherapie (im Druck)

Klapdor U, Bahlo M, Strüven D, Klapdor R (1988) Bedeutung der Thymidin-Kinase (TK) für die Diagnostik und Verlaufskontrolle gastrointestinaler Karzinome. Z Gastroenterologie 26:611 (Abstrakt)

Kleist S von (1983) Das karzinoembryonale Antigen (CEA). Schattauer, Stuttgart New York

Kleist S von (1988) What's new in tumor markers and their measurements? Path Res Pract 183:95–99

Köhler G, Milstein C (1975) Continuous cultures of fused cells secreting antibody of predefined specificity. Nature 256:495–497

Koprowski H, Steplewski Z, Mitchell K, et al. (1979) Colorectal carcinoma antigens detected by hybridoma antibodies. Somatic Cell Genet 5:957–972

Martin EW, Copperman M, Carey LC, Minton JB (1980) Sixty second-look procedures indicated primarily by rise in serial carcinoembryonic antigen. J Drug Res 28:389–394

Mentges B, Brückner R (1986) Das Kolonkarzinom: prognostische Faktoren. Dtsch Med Wochenschr 111:1790–1794

Merangos PJ, Zis AP, Clark RL, Goodwin FK (1987) Neurosal, non-neurosal and hybrid forms of enolase in brain: structural, immunological and function componsons. Brain Res 150:117–121

Montz R, Klapdor R, Rothe B, Heller M (1986) Immunoscintigraphy and radioimmunotherapy in patients with pancreatic carcinoma. Nucl Med 25:239–244

Nakano K, Shindo K, Yasaka T (1985) Reversed-phase high-performance liquid chromatographic investigation of mucosal nucleosides and bases and urinary modified nucleosides of gastrointestinal cancer patients. J Chromatogr 343:21–33

Quentmeier A, Möller P, Schwarz V, Abel U, Schlag P (1987) Carcinoembryonic antigen, CA 19-9, and CA 125 in normal and carcinomatous human colorectal tissue. Cancer 60:2261–2266

Singe CC, Ewe K (1985) Kolorektale Präkanzerosen. Dtsch Med Wochenschr 110:1043–1046

Staab HJ (1984) Medizinisch-biologische Bedeutung des Carcino-embryonalen Antigens (CEA): Klinische Studien und experimentelle Modelle. Editiones Roche, Basel

Staab HJ, Glocks S, Hornung A (1982) Ein neuer Festphasen-Enzymimmunotest mit monoklonalem Antikörper zur CEA Bestimmung bei Patienten mit verschiedenen Karzinomen. Tumor Diagn Ther 4/5:183–194

Vierbuchen M, Imdahl A, Uhlenbruck G, Fischer R (1986) Immunohistochemische Untersuchungen über das Vorkommen und die Natur der tumorassoziierten Antigene CA 50 und CA 19-9 in normaler und neoplastischer Dickdarmschleimhaut. Labor-Medizin 9:544–550

Dickdarmkarzinom – Nachsorge in der Praxis

M. Strauch

Krebsnachsorge dient der Erkennung eines Rezidivs zwecks rechtzeitiger kurativer Therapie. Sämtliche Untersuchungen im Rahmen der Tumornachsorge können sowohl ambulant wie auch stationär durchgeführt werden. In Abhängigkeit von der Art der Durchführung (ambulant oder stationär) gibt es keine Ergebnisunterschiede.

Ziele der Tumornachsorge sind:

a) Erkennung und Behandlung eines Lokalrezidivs,
b) Erkennung und Behandlung eines Zweittumors,
c) Erkennung und Behandlung solitärer Metastasen.

Leider gibt es bis zum heutigen Tage keine fundierten Nachsorgeprogramme nach Operation eines kolorektalen Karzinoms. Sämtliche derzeit in der Bundesrepublik Deutschland praktizierten Protokolle sind dringend revisionsbedürftig, da sie viel zu umfangreich sind und oft am aktuellen Geschehen vorbeigehen. So gibt es nahezu keine Großklinik, die nicht ihr eigenes Nachsorgeprogramm anbietet. Hinzu kommen die verschiedenen Vorschläge und Programme einzelner Ärztekammern. Bei einer Umfrage an 10 verschiedenen großen deutschen Kliniken wurden 10 unterschiedliche Tumorprotokolle erhalten.

Wenn überhaupt Nachsorge bei gastroenterologischen Tumoren betrieben wird, so ist sie derzeit allein beim kolorektalen Karzinom sinnvoll.

Bei einer Auswertung des Krankenguts der Universität Ulm im Rahmen der Früherkennung von Rezidiven war bei ca. 10% der Fälle ein kurativer Zweiteingriff durchführbar. Dennoch waren die Prognose und Heilungsrate dabei weitgehend durch das Tumorstadium zum Operationszeitpunkt festgelegt. Bei 15% der kurativ operierten Patienten (Stadium T1–T4, N0, M0) trat im Verlauf ein lokoregionäres oder metastatisches Rezidiv auf. Bei fraglich kurativ operierten Patienten (Stadium T1–T4, N1–N4, M0) fand sich jedoch in nahezu 50% ein Rezidiv (lokoregionär oder metastatisch).

In der Gruppe mit Nachsorge konnten zwei Drittel der Fälle im klinisch stummen Stadium diagnostiziert werden. Die Patienten ohne Nachsorge wiesen in dieser Studie eine identische Rezidivfrequenz in Abhängigkeit vom Tumorstadium auf. Wegen der verzögerten Diagnosestellung der Rezidive waren aber in dieser Gruppe keine kurativen Zweiteingriffe mehr möglich.

Somit kann als gesichert gelten, daß durch eine regelmäßige Nachsorge eine Früherkennung von Rezidiven mit therapeutischen Konsequenzen erreicht wird und dies, obwohl 60% aller kolorektalen Karzinome metastasieren, 25% der Patienten bereits bei der Primäroperation Metastasen aufweisen und bei 40% aller an kolorektalen Karzinomen operierten Patienten Lebermetastasen auftreten.

Metastasen sind häufiger als lokoregionäre Rezidive. Bei lokoregionären Rezidiven liegen diese nur in 3% der Fälle intraluminär, wobei es sich hierbei nur in äußerst seltenen Fällen um ein echtes Narbenrezidiv handelt. Vielmehr wächst häufiger ein Lymphknotentumor von außen in das Lumen ein. Dieser Tumor ist digital nach Anteriorresektion gut erreichbar, jedenfalls sehr viel besser als mit jedem zur Verfügung stehenden Endoskop. Das Computertomogramm ergänzt diese einfache digitale Untersuchung effektiv, jedoch kostenaufwendig. Lange vor Manifestwerden eines Rezidivs kommt es beim kolorektalen Karzinom zu einem Anstieg des CEA-Spiegels, entsprechend der zunehmenden Tumormasse. Aus diesem Grunde sollte dieser Parameter kurzfristig kontrolliert werden. Bei einem Anstieg ist mit einem Rezidiv zu rechnen, und entsprechende Untersuchungen müssen durchgeführt werden.

Welche Methoden stehen uns nun im Rahmen der Tumornachsorge zur Verfügung?

1. Körperliche Untersuchung, einschließlich der rektalen, digitalen Untersuchung, Gewichtskontrolle, kleines Blutbild, Blutkörperchensenkungsgeschwindigkeit und wie oben erwähnt CEA.
2. Sonographie und Computertomographie zur Feststellung retroperitonealer Metastasen bzw. Lebermetastasen, Röntgenthorax in 2 Ebenen zur Erfassung von Lungenmetastasen.
3. Rekto- und Sigmoidoskopie sowie Koloskopie zur Erkennung lokoregionärer Rezidive.
4. Koloskopie und Röntgendoppelkontrastaufnahme zum Aufsuchen eines Zweitkarzinoms.

Die Chance, mit diesen Methoden postoperativ ein metachrones Karzinom zu finden, ist jedoch sehr gering. In 25 Jahren wird nur bei etwa 4% der Betroffenen ein Zweitkarzinom entdeckt; das sind weniger als 2 Patienten in 10 Jahren.

Daraus ergibt sich, daß die Anzahl der in den verschiedenen Tumornachsorgeprogrammen geforderten Koloskopien in zu kurzen Zeitintervallen viel zu hoch angesetzt ist. Nur in den ersten zwei Jahren nach Anteriorresektion sind die halbjährlichen Untersuchungen gerechtfertigt, da die lokoregionären Rezidive nach dieser Zeit abnehmen und nach dem 5. postoperativen Jahr praktisch kaum noch auftreten.

Nach Ablauf der ersten 2 Jahre genügen wohl endoskopische Kontrollen in Abständen von etwa 3 Jahren. Dazwischen könnte ein Haemoccult-Test geschaltet werden. Bei den endoskopischen Kontrollen sind alle sichtbaren Polypen wegen der bekannten Adenom-Karzinom-Sequenz bei einer Größe von über 5 mm mit der Diathermieschlinge abzutragen.

In Bayern existiert ein Nachsorgekalender der Landesärztekammer und der Kassenärztlichen Vereinigung Bayerns mit Rückmeldung, der seit 1985 zur Benutzung zur Verfügung steht. Er ist zur Verwendung bei allen Tumorformen in der Nachsorge vorgesehen und wird dem Patienten ausgehändigt. Die speziellen Nachsorgeprogramme werden in der Regel von den Kliniken dem Arztbrief beigelegt, so daß der nachsorgende Arzt die einzelnen Untersuchungen entsprechend diesem Protokoll vornehmen kann. Der Klinik, in der die Operation durchgeführt wurde, sollten immer Durchschriften der Kontrolluntersuchungen zukommen.

Nach KV-Empfehlungen sind im 1. Jahr 4, im 2. und 3. Jahr 3, im 4. und 5. Jahr je 2 Untersuchungen vorgesehen, ab dem 6. Jahr je 1 Untersuchung jährlich. Variationen sind hier entsprechend den einzelnen Tumorformen zu beachten.

Tabelle 1. Nachsorgediagnostik bei Kolonkarzinom

| Jahr | | | | | 1 | | | | 2 | | 3 | | 4 | 5 |
Monat	2	4	6	9	12	15	18	21	24	30	36	42	48	60
Klin. Untersuchung CEA	o	o	o	o	o	o	o	o	o	o	o	o	o	o
Koloskopie/KE		o			o		o		o		o			o
Oberbauch- sonographie[a] Rö.-Thorax					o				o		o		o	o

[a] CT bei Verdacht auf Metastasierung wegen höherer Aussagekraft (retroperitoneale Metastasierung, Lebermetastasierung). Allerdings sind hiermit deutlich höhere Kosten verbunden.

Das Tumorzentrum München hat in Zusammenarbeit mit den Kliniken Großhadern die über viele Jahre gesammelten Erfahrungen in der Tumornachsorge zusammengetragen und nunmehr in Form von Manuals herausgegeben. Den Nachsorgeplan bei Kolonkarzinom zeigt Tabelle 1.

Dieses Nachsorgeprogramm weicht nicht unerheblich von den bisher üblichen Programmen ab, insbesondere auch von den oben angegebenen Empfehlungen der Bayerischen Landesärztekammer und der Kassenärztlichen Vereinigung Bayerns, die im allgemeinen weitmaschigere Kontrollen vorsehen.

Es ergibt sich hier zwangsläufig die Frage nach den anfallenden Kosten.

Diskussion

Gnauck: Ich habe 2 kurze Fragen. Erstens: Wieviele Koloskopien machen Sie im Jahr in Ihrer Praxis, und wieviel kolorektale Karzinome werden diagnostiziert? Zweitens: Hat die Landesärztekammer Bayern, die dieses Programm herausgibt, ausgerechnet, was 5 Jahre Nachsorge nach diesem Schema kosten?

Strauch: Da bestehen sicherlich keine genauen Kostenberechnungen, geschweige denn Kosten-Nutzen-Analysen. Wir machen etwa 2500 Koloskopien im Jahr und diagnostizieren dabei primär etwa 60–80 Karzinome.

Riemann: Bei den Ausführungen von Herrn Strauch wird eigentlich die ganze Widersinnigkeit des Nachsorgeschemas deutlich. Er als ausführendes Organ in der Praxis muß u. U. aus 4 verschiedenen Kliniken 4 verschiedene Nachsorgeschemata einhalten. Beim einen vierteljährlich, beim anderen halbjährlich. Hier wird deutlich, wie notwendig eine Vereinheitlichung ist.

Robra: Brauchen wir denn wirklich eine Vereinheitlichung? Wäre es nicht sehr viel sinnvoller, wenn die Münchner mit ihrer geballten Kapazität von 2 Universitäten tatsächlich eine randomisierte Studie machen würden, indem sie 2 oder 3 oder mehr Nachsorgeschemata auf randomisierter Basis laufen lassen, so daß man dann wirklich

Endresultate hat. Diese Art und Weise, jahrelang irgendwelche Versorgungsschemata unevaluiert zu praktizieren, nur um sie hinterher als nicht mehr änderungsfähig zu erklären, diese Art von medizinischem Fortschritt haben wir in den letzten 30 Jahren öfter gehabt. Davon sollten wir uns trennen.

Matek: Wie wird man in der Praxis mit den verschiedenen Nachsorgeschemata fertig, Herr Strauch?

Strauch: Das ist schwierig. Es sieht zum Teil so aus, was natürlich sehr unerfreulich ist, daß sämtliche Untersuchungen im Rahmen der Nachsorgeprogramme in den Kliniken durchgeführt werden, die Kliniken aber mit der Durchführung der Koloskopie überlastet sind. Dann schicken sie die Patienten zu uns, und wir können dann die Koloskopie machen. Ich glaube wir sind an einem Punkt angekommen, wo es dringend einer Revision bedarf. Es ist sicherlich sinnvoller, effektiver und schlagkräftiger, wenn dieser Revisionsvorschlag von einer Expertenrunde kommt, die abgesegnet ist mit der ganzen Kraft und Autorität einer Gesellschaft, z.B. der Gesellschaft für Verdauungs- und Stoffwechselkrankheiten. Das ist bestimmt sinnvoller, als wenn es zwei Universitäten versuchten, die sowieso nicht zusammenkommen. Die Interessen jeder Klinik sind anders gelagert, und es ist immer schwierig, einen Konsens zu finden, nicht nur in München, sondern auch anderswo.

Winkler: Ich möchte noch etwas aufgreifen, was der Herr Klapdor gesagt hat und was hier in diesen Zusammenhang paßt. Wir haben uns ja von der Nachsorgeeuphorie, daß es uns wirklich gelingt, in entscheidendem Umfang Früherkennung zu betreiben, etwas entfernt. Wenn wir hören: 10% kurative Nachoperationen, und wenn wir dann noch bedenken, daß diese 10% wahrscheinlich einem Primäreingriff zuzurechnen sind, der nicht radikal genug gewesen ist wegen irgendwelcher Kompromisse in bezug auf die Kontinenz oder was auch immer, dann werden wir feststellen, daß es wirklich nicht so erheblich ist, ob wir dieses Rezidiv 3 oder 4 oder 5 Wochen früher erkennen, wenn wir diesen ganzen Riesenfächer von Nachsorgemaßnahmen entfalten. Wahrscheinlich wäre es für die Praxis völlig ausreichend, wenn man sich auf die Klinik und einen guten Tumormarker verläßt. Ich habe das einmal in Zusammenhang mit dieser Hamburger Bestrahlungsstudie an den Rezidiven überprüft. Es hat sich herausgestellt, daß die maximale Diagnoseverschleppungszeit 4 Wochen gewesen wäre, wenn wir nur Klinik und CEA gemacht hätten, gegenüber dem ganzen Fächer an diagnostischen Maßnahmen. In 95% der Fälle waren Klinik und CEA zum Zeitpunkt der Nachweisbarkeit des Rezidivs positiv. Eine so abgespeckte Nachsorge wird wahrscheinlich auch generell akzeptabel sein.

Interdisziplinäre Gastroenterologie

Herausgeber: J. R. Siewert, A. L. Blum

J. Hotz, Celle; **W. Rösch,** Frankfurt/Main (Hrsg.)

Funktionelle Störungen des Verdauungstraktes

1987. 55 Abbildungen. X, 233 Seiten. Gebunden DM 68,-. ISBN 3-540-17826-0

A. L. Blum, J. R. Siewert, R. Arnold, M. Classen, G. E. Feurle (Hrsg.)

Ulkusalmanach 1

Unter Mitarbeit zahlreicher Fachwissenschaftler

1987. 23 Abbildungen. XIII, 164 Seiten. Gebunden DM 58,-. ISBN 3-540-16304-2

P. Bauerfeind, Lausanne; **J. R. Siewert,** München; **A. L. Blum,** Lausanne (Hrsg.)

Ulkusalmanach 2

Unter Mitarbeit zahlreicher Fachwissenschaftler

1987. 15 Abbildungen, 142 Tabellen. XII, 488 Seiten. Gebunden DM 98,-. ISBN 3-540-18084-2

H. R. Koelz, Zürich; **P. Aeberhard,** Aarau (Hrsg.)

Gastroenterologische Pathophysiologie

1987. 75 Abbildungen. XIII, 325 Seiten. Gebunden DM 98,-. ISBN 3-540-17512-1

Springer-Verlag
Berlin Heidelberg New York
London Paris Tokyo Hong Kong

A. L. Blum, J. R. Siewert, R. Ottenjann, L. Lehr (Hrsg.)

Aktuelle gastroenterologische Diagnostik

1985. 197 Abbildungen, 157 Tabellen. XIV, 604 Seiten. Gebunden DM 106,-. ISBN 3-540-15479-5

H. Goebell, J. Hotz, Universität Essen; **E. H. Farthmann,** Universität Freiburg (Hrsg.)

Der chronisch Kranke in der Gastroenterologie

Redaktion: J. Hotz

1984. 91 Abbildungen. XX, 627 Seiten. Gebunden DM 88,-. ISBN 3-540-12551-5

J. R. Siewert, München; **A. L. Blum,** Zürich (Hrsg.)

Ulcus-Therapie

Ulcus ventriculi und duodeni: Konservative und operative Therapie

Unter Mitarbeit zahlreicher Fachwissenschaftler

2., völlig neubearbeitete Auflage. 1982. 156 Abbildungen. XVII, 740 Seiten. Gebunden DM 94,-. ISBN 3-540-11336-3

J. R. Siewert, München; **A. L. Blum,** Zürich (Hrsg.)

Postoperative Syndrome

Übersetzt aus dem Englischen

1980. 45 Abbildungen, 50 Tabellen. XXII, 385 Seiten. Broschiert DM 64,-. ISBN 3-540-09137-8

Preisänderungen vorbehalten

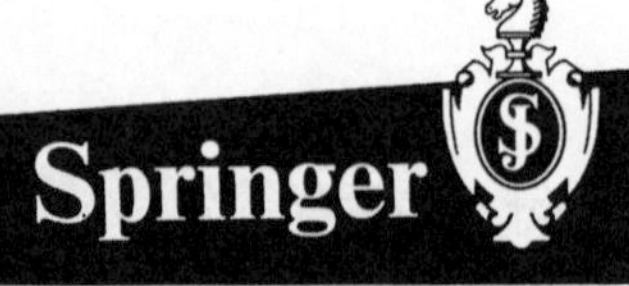